90歳まで病気知らず！　元気の秘密はわがまま生活

クスリに頼らない免疫力向上計画

医学博士・神経内科専門医
木ノ本景子

JN098209

みらい PUBLISHING

まえがき　病院に気軽に行けない時代が来た

新型コロナウイルスの人への感染が最初に報告されたのが2019年12月。それからわずか数ヵ月の間に世界は一変してしまいました。この感染症に対して、「前例がない」「異例の」という表現がされていますが、1年以上が経過した今も具体的な解決策が見出せない状況です。

日々増え続けていく感染者や重症者によって、全世界的にも医療体制は一気に緊迫し、医療崩壊を防ぐことが喫緊の課題になりました。このような状況を打破しようと世界各国の政府が感染の拡大を防ぐために、住民の行動に厳しい制限をかける事態へと発展したのです。このことは、経済活動に多大なる影響を与えることになり、大きな社会問題となっています。

過去にさかのぼれば、私たちの生命を脅かすような感染症が世界的に集団発生したことは何回かありました。たとえば、2002年には、重症急性呼吸器症候群（SARS）が、2012年には中東呼吸器症候群（MERS）が発生し、世界を震撼させています。

　しかし、これら今まで問題となった感染症は、今回の新型コロナウイルスとは異なり、症状がある人しか感染源になり得ませんでした。そのため、感染しても症状が出るまでの間、すなわち潜伏期間中は人にうつす危険性がなかったのです。つまり、誰を隔離したらよいのかという隔離対象がはっきりしていました。そのため、すみやかに感染症を収束に向かわせることができたのです。


　ところが、新型コロナウイルスは、感染しても何も症状が出ない人が大勢います。そのため、感染していたとしても自分自身が感染していることに気付かないことがあります。しかも、感染していれば症状がなかったとしても、人にうつすリスクを孕《はら》んでいるから厄介です。このような人たちが無防備に行動すると、本人も気付かないうちに多くの人へウイルスを広めてしまいかねません。

　つまり、人にうつす危険性のある人が誰か分からない以上、全ての人との密な接触を避け、誰と接する時でもマスクを着用するといった予防策を講じるしかないのです。

　しかも新型コロナウイルス感染症は、感染しても何ら症状が出ない人がいる一方で、病状が急速に悪化する人もいます。場合によっては、そのため、人工呼吸器やＥＣＭＯ（人工肺とポンプを用いた体外循環回路による治療）を用いた治療が必要となることもあるのです。

さらに、厄介なことに呼吸症状の悪化は、他の感染症と比べると突然やってきます。朝は普通にしゃべっていた人が昼には人工呼吸器の装着を余儀なくされるということがあるのです。呼吸器が必要となる直前まで携帯電話を触っていたという報告も珍しくはありません。

そのため、どの程度の症状の人を入院させて経過観察とすべきなのか、判断が難しいことかも想像に難くないでしょう。

未だ新型コロナウイルス感染症には、確立された治療法や確実な予防方法はありません。このような状況の中、コロナは更に勢力を広げてきています。結果として、世界中でこの感染症の対応に当たる医療スタッフや病床、人工呼吸器などの医療設備などが足りなくなるということが、差し迫った現実の問題となったのです。そのため、医療システムが機能しなくなるのではないかといった懸念に対して、未知のウイルスを攻略するための方法の究明だけでなく、対策を講じるまでの時間稼ぎのための対策が急務となりました。

こうした状況の中、緊急の対策として、２０２０年３月末までに１００を優に超える国々が、全面的あるいは部分的ロックダウンを実施したのです。日本でも２０２０年４月７日に緊急事態宣言がなされ、５月25日に解除されるまでの49日間、イベント開催や事業活動、対象地域からの移動に対する自粛要請がありました。こうした対策によって、一瞬落ち着くかに見えた新型コロナウイルス感染症ですが、２０２１年に入って感染力の強いイギリスや南アフリカの変異株のまん延により、感染者も死者も急増し、３月27日時点で感染者数は１億２６００万人を超える事態になりました。

それに伴いフランスでは２０２１年３月18日に３度目のロックダウンに入り、日本でも同年１月８日に東京、神奈川、千葉、埼玉の１都３県に、１月14日には大阪府、京都府を含む７府県に２度目の緊急事態宣言がなされました。

このような活動の自粛は当然ながら世界経済にも大きな影響を及ぼすことになりました。国際通貨基金（ＩＭＦ）によると今後６年間の経済損失は22兆ドル、日本円で約２２８０兆円にもなる見通しだそうです。そのため、感染拡大の防止よりも経済活動を止めないでいることの方を優先している国もあるほどです。

実際、日本でも新型コロナウイルスによる失業問題が深刻化しています。厚生労働省の発表によると、2021年3月5日時点での解雇・雇い止め予定などがある労働者数は9万3354人だそうです。このことからも、多少の感染拡大のリスクをとっても経済活動を重視せざるを得ない現状があることが分かるでしょう。簡単には新型コロナウイルス感染症は収束しがたい状況にあるわけです。

今回の騒動は多くの人にとって、医療機関とのかかわり方を見直すきっかけとなったようです。受診までのハードルが上がったこともその一因ではありますが、新型コロナウイルスにかかることへの怖れから受診を控える人も増えてきています。今までだったら熱が出たらすぐに病院へ行っていた人も事前に受診の相談が必要となりましたし、定期通院に関しても頻度を減らした人が珍しくありません。

その分、今までよりも自分の体について自分でケアしていく必要が出てきたとも言えます。免疫力を上げることは、この未曾有の事態を乗り越える大きなカギとなるでしょう。

クスリに頼らない 免疫力向上計画 〈目次〉

第1章　現代人は免疫力が低下している……29

第2章　ストレスが免疫力低下を引き起こすメカニズム……49

序章

元気な高齢者の生き方に、免疫力向上のヒントが……

現代は免疫力が低下していると言われています。免疫力低下のサインの一つとして、朝になっても疲れがとれないというのがあります。１９７９年に総理府（現内閣府）が行なった「体力・スポーツに関する世論調査」によると、その時点で「よく疲れる」と回答した人が61・９％と、すでに多くの人が日常的に疲れを感じていました。とは言っても、そのうちの58・９％の人が「一晩眠れば、翌日に疲れはとれる」と回答しており、当時の疲れは休めば回復するくらいのもので、ほとんどの人は心身の健康に異常をきたすほどには至っていませんでした。

実際の調査でも「あなたは、このところ健康だと思いますか?」という問いに、「あまり健康ではない」と答えた人は14・４％にとどまっており、ほとんどの人は疲れを感じるものの日常生活に支障が出ることはなかったようです。

ところが、１９９９年に厚生労働省が４０００人の15〜65歳の人を対象に行った調査になると、当時とは様相が違ったものになってしまいました。日常生活の中で疲れを感じている人の割合は６割と変わらなかったものの、その疲労の質が大きく変わってしまったのです。寝ても疲れがとれず、学校や仕事を休んだり、退職したりする人の割合が増えていました。

「疲れ」は、「休めという体のサイン」です。とは言っても、一晩眠って回復していないからといって、疲れがとれるまでしっかり休むことは難しいのが現実です。つまり、現代は、疲れがとれないまま仕事に行き、更に疲れを溜め込んでしまうという人が増えているのでしょう。

特にまじめな人は無理をしがちです。そして無理をした結果として、自律神経のバランスが崩れ、免疫力が低下して、体を壊すということが起こってきているのではないでしょうか。

90歳過ぎまで病院にかからず元気で過ごす四つの秘訣

あらためて、初めまして木ノ本景子です。

私は、平成5年に福井医科大学（現 福井大学医学部）を卒業して医者になりました。27年以上もの間にいろいろなタイプの病院で多くの患者さんを診てきました。大学病院と急性疾患または重症患者の治療を24時間体制で行なう急性期病院に16年、身体機能・基本動作能力・日常生活動作能力の向上と家庭復帰を目的とした集中的なリハビリテーションを行なう病棟に3年、その後は在宅医療を行なうクリニックに6年間勤務し、２０１８年よりヘテロクリニックという自由診療のクリニックを開設しています。これだけ長い間、医療の現場でいろいろな患者さんを診てくる中で、90歳になるまで病院にかかったことがないというお元気な方にも多く出会いました。

巷では免疫力を上げる方法についていろいろと言われていますが、私は、そういういくつになってもお元気な方たちの生き方にこそ、最も効果的に免疫力を上げるヒントがあるのではないかと思っています。実際、彼ら彼女らの家族が「家族の中で一番元気」とよく言うように、いっしょに住んでいる他の家族が風邪を引く中、一人元気でいるということも少なくありませんでした。そして、そういった元気な高齢者の方たちには共通する四つの特徴がありました。

1　自分のペースを貫く

90歳を過ぎても元気で若々しい方を見ていて思うのは、どの人も自分のペースで自分のやりたいことをやっているということです。ある方の娘さんは、「先生、長生きの秘訣を教えましょうか。長生きの秘訣はわがままなことです」とおっしゃっていましたが、それだけその方が自由に生きているということかもしれません。

ある90代のおばあさんは家のお風呂が24時間風呂だったのですが、好きな時間にお風呂に入っていたようで、訪問診療に行くとちょうど入浴中だったということもありました。また別の１００歳のおばあさんは、身だしなみを整えるまで人前に出てこないので、ご自宅に伺う少々前に連絡を入れないと、ご本人の準備が整うまで待たないといけませんでした。

2　わがままを認め合い、家族仲よく

わがままというと自分勝手というイメージを持つかもしれませんが、長く健康に過ごしている方の場合は、他人のわがままも認めているのだと思います。自分が自由に好きなことをしているからこそストレスがなく、他の人たちにも寛容に接することができるのではないでしょうか。

先の娘さんだけでなく、元気なお年寄りの家族の方たちの多くが愛情をもって「この人は言ったらきかないから」「今までも好き勝手に生きてきたんだから」「本人の好きなようにさせてあげたい」と笑いながら言って、本人の意思を尊重しつつ大切にされているのを見るとそう思えてきます。

3　何か一つでも、夢中になれる趣味を持つ

いくつになっても年齢を感じさせない元気な人には、夢中になれる何かがあるように思います。年をとっても知能を保つには、抑うつ的にならないことと好奇心が高いことが重

要だとされています。そういう意味でも夢中になれる趣味を持つことが若さの秘訣とも言えるでしょう。

私が実際に外来でお話を聴いてビックリした人がいるのですが、その人はようやく孫が大きくなって面倒を見なくてよくなったからと、80歳を超えて昔からやりたかったピアノを始めたそうです。「初めは上手に弾けなくて、両手で弾けるようになるのに2年かかったわ」と優しそうにおっしゃっていました。ちなみにその人は、検査データのデータフォローのために年に数回外来に来ていたのですが、家事をやりつつ、月曜日は麻雀、火曜日はカラオケといったように月曜日から土曜日までびっちり予定が詰まっていました。

他にも、90代半ばでありながら、70代くらいにしか見えないおじいさんは、毎日のように畑仕事をしていたのですが、その方は薬の管理から血圧手帳の記載まで全部自分で行なっていました。

他にも90歳を超えても月に1回わざわざ片道1時間以上はかかる美容室に通っていた人や踊りをずっとやっていた人など、夢中になっているものはそれぞれでしたが、いくつになっても楽しみを忘れていませんでした。

4　健康法にとらわれない！

私が出会ったいずれの人も自分の気持ちが最も優先されていました。そのため、場合によっては健康にとってはどうなんだろうという生活習慣の人がいたのも事実です。たとえば、野菜が嫌いでほとんど食べないなど、好き嫌いが多く偏った食生活をしていたり、塩分の多い食生活をしたり、ジャンクフードが好きで添加物の多い食品をとっていたり、体にいいとは言いがたい嗜好品をたしなんでいたり。

もちろん統計的にみると、健康的な生活をしている方が健康寿命が長いということは分かっていますし、それが重要であることには違いありません。しかし、それがストレスになるのであれば、体にとってはどうなのでしょうか。実際に健康で長生きしている人たちをみていると、なによりも自分の気持ちに正直であることこそが重要なのではないかと思えるのです。

かといって、ストレス発散のはけ口として体に悪い生活習慣を送るのはお勧めできません。というのも、それは自分の気持ちを優先にしているというよりは、自分の気持ちを大切にできなかった結果として、溜まったストレスを紛らわせるための行動です。そしてそのことで更に自分自身の体をも痛めつけてしまうことになってしまいます。つまりは、全く自分自身を大切にしていないということです。

「具合が悪かったら病院へ」という病院神話は捨てる

このような元気なお年寄りをみていると、若い世代の人たちは自分自身のことを後回しにして、大切に扱っていないのではないかと感じることがあります。というのも、自分自身の体のことよりも仕事を優先しがちです。よくあるのが「2日後に重要な用事があるから、それまでに治してほしい」と言われるケースです。そして、「早く治したいのであれば、それまでゆっくり休んでください」と言うと、「それはできないので、なんとか薬でお願いします」と言われるのです。

今ある体のサインを無視して、薬で何とか乗り切って他人に迷惑をかけないようにしようとするのです。いくら医者であっても可能なことと、そうでないことがありますが、中には「頼めばどうにかしてくれる」と思っていて、こちらを説得しようとする人もいらっしゃいます。

これは極端な例ですが、日常の中で自分の体を酷使して、何かあったら病院を受診するということはよくあることです。その結果として、病院の外来は患者さんであふれ、待ち時間は長くなり、その挙句に3分診療ということも珍しくありません。

日本は国民皆保険制度があるため、その制度がない国の人たちと比べると誰でも安く病院を利用できます。それは誰でも必要な医療を受けられるという点では、大きなメリットに違いありません。その反面、しっかり休みをとるなど自分の免疫力を上げて病気を治すというよりも、病院に行って薬で体の辛さだけをとってもらって、その場を乗り切ろうとしがちなのかもしれません。

とは言え、今回の新型コロナウイルス感染症によって、多くの人が仕事との関わりを見直したり、なるべく病院には行きたくないと考えたりするようになったのも事実です。この機会に自身と向き合い、免疫力を高め、病気にならない体づくりをしてはいかがでしょうか。では、免疫力を高める心身のケアについて見ていきましょう。

第1章

現代人は免疫力が低下している

現代社会がもたらした、免疫力低下につながる五つの要因

現代社会での生活は、免疫力が低下しやすい状況を作ります。2012年11月に10〜70代の700人を対象に、感染免疫学者の藤田紘一郎氏監修のもと味の素株式会社が行なったインターネット調査によると、現代型免疫力低下に当てはまる人は69・7%にも上りました。

ちなみに、以下の項目が一つでも当てはまると現代型免疫力低下の可能性があるそうです。

□しっかり寝てもなかなか疲れがとれない。
□すぐに口内炎やヘルペスができる。
□風邪を引くとなかなか治らない。
□花粉症やアトピーの症状がひどくなった。
□重要な会議や試験当日など、いざ！という時に体調を崩した。
□季節の変わり目など、寒暖の差が激しい時に調子を崩した。

□久しぶりに激しい運動をした後に風邪を引いた。

では、なぜ現代人は免疫力が低下してしまったのでしょうか。その主な理由が五つあります。

1　免疫力の大敵ストレス

現代はストレス社会と言われています。新型コロナウイルス感染症が問題となる以前の状況でさえ、7割近くの人がストレスを感じているというアンケート調査もありました。マイボイスコム株式会社が２０１９年7月1日～5日に行った「ストレスに関するアンケート調査（第7回）」（１０１８０件回答）によると、7割弱もの人がストレスを感じているとのことです。特に女性はストレスを感じている割合が高く、10～30代の女性ではそれぞれ8割にもなりました。

そして、ストレス社会に追い打ちをかけたのが今回の新型コロナウイルス感染症です。株式会社ブレインパッドは、コロナによる自粛生活におけるストレスについて、２０２０年4月30日～5月10日の期間中に日本国内の18歳以上、１７５３人を対象にマーケティングリサーチツールのＳＮＳ分析機能と、アンケート機能を活用したオンライン意識調査を実施しました。

それによると「今の自粛生活によりストレスを感じている」と回答した人（「ストレスを感じる」「非常に強いストレスを感じる」の合計）は59％と、約６割近くにも上ったのです。このことからも新型コロナウイルス感染症がストレス社会に追い打ちをかけたということが分かります。

この結果を職業別に見ると、「非常に強いストレスを感じる」「ストレスを感じる」と回答している人の割合が最も高いのは「専業主婦／主夫」（72％）で、２位「公務員」（69％）、３位「会社員」（58％）と続いていたそうです。

実際にコロナ離婚、児童虐待やＤＶなど家庭内の問題が増えてきていることが話題になっており、ストレスへの対処が急務であることが分かります。自粛は解除され、以前の生活に戻れば、ストレスから解放されたように感じるかもしれません。しかし、今回の騒動による経済不安や今もなお収束が見えないコロナ禍の状況を考えると、今後もストレス状況にあることは想像に難くないでしょう。

前にも述べたように免疫力にとってストレスは大敵です。実際、外敵から身を守る粘膜免疫に重要な役割を果たしているｓ－ＩｇＡ（分泌型免疫グロブリンＡ）は、ストレスの指標としても使われています。

2　睡眠不足からくる「睡眠負債」

睡眠負債とは睡眠不足が借金のように積み重なって、あらゆる不調を引き起こす状態のことです。睡眠は単に時間だけでなく、睡眠の質も重要になってきます。

しかし、睡眠時間だけを見てもこの１００年で日本人は約1時間半以上短くなったと言われています。過去20年間を見ても睡眠時間は減少の一途をたどっています。２０１８年のＯＥＣＤ（経済協力開発機構）のレポートによると日本人の平均睡眠時間は7時間22分と、ＯＥＣＤ加盟国27ヵ国中で最低でした。中でも子どもや就労者の睡眠時間は短く、特に女性は家事や育児のため男性よりもさらに短くなっていました。そのせいか、日本人の４人に１人は睡眠の問題を抱えているとまで言われています。

慢性的に睡眠が不足すると日中に眠気がしたり、意欲が低下したり、記憶力が落ちたりといったような精神機能の低下を引き起こします。そうなると当然、日中の仕事の効率などに影響が出てきます。それだけではなく、生活習慣病になりやすくなったり、ストレスに弱くなったりと心身に不調をきたしてしまうのです。これは、睡眠不足が体内のホルモン分泌や自律神経機能にも大きな影響を及ぼすことで起こってきます。

これだけ多くの日本人が睡眠の問題を抱えているわけですから、日本経済にも影響を与えることになります。ランド研究所が２０１６年に発表したものによると、日本人の睡眠不足による経済損失は年間約15兆円という莫大な金額におよぶと試算されています。これは、アメリカ、イギリス、ドイツ、カナダと比較してもかなり高い数値です。（参考文献１）

□朝、起きる時刻になかなか起きられない。
□起きた時にだるさを感じる、頭がぼんやりする。
□午前中に眠くてたまらないことがある。
□横になると、どこでもすぐに寝てしまう。
□休日は平日よりも2時間以上長く寝てしまう。
□食事の時間や回数がバラバラ。

あてはまる人は要注意です。睡眠負債を抱えている可能性があります。

3　運動不足からくる運動機能低下

最近、朝礼で立っていられない、和式トイレが使えない、雑巾がけができない、組体操で下になって支えられない、自身の倒立はおろか倒立する子を支えられない、物を投げる動作ができないという子どもが増えてきているそうです。

これは、骨や関節、筋肉、靭帯、腱、神経などの体を支えたり動かしたりする器官（運動器）の機能不全によるもので、「子どもロコモ」と呼ばれ、社会問題となってきています。実際に運動器検診をしたところ、片脚でしっかり立つ、手をまっすぐ挙げる、しゃがみ込む、背骨を前屈するなどの基本動作のできていない子どもが急激に増えていたそうです。

そのため、転んだときに手をつけずに顔面を打ってしまったり、ボールをグラブでキャッチできず顔面に当ててしまったり、廊下の雑巾がけの際に手で支えられず前歯を折ってしまったりという事故につながるようなケースが見られたのです。

●骨折率の推移

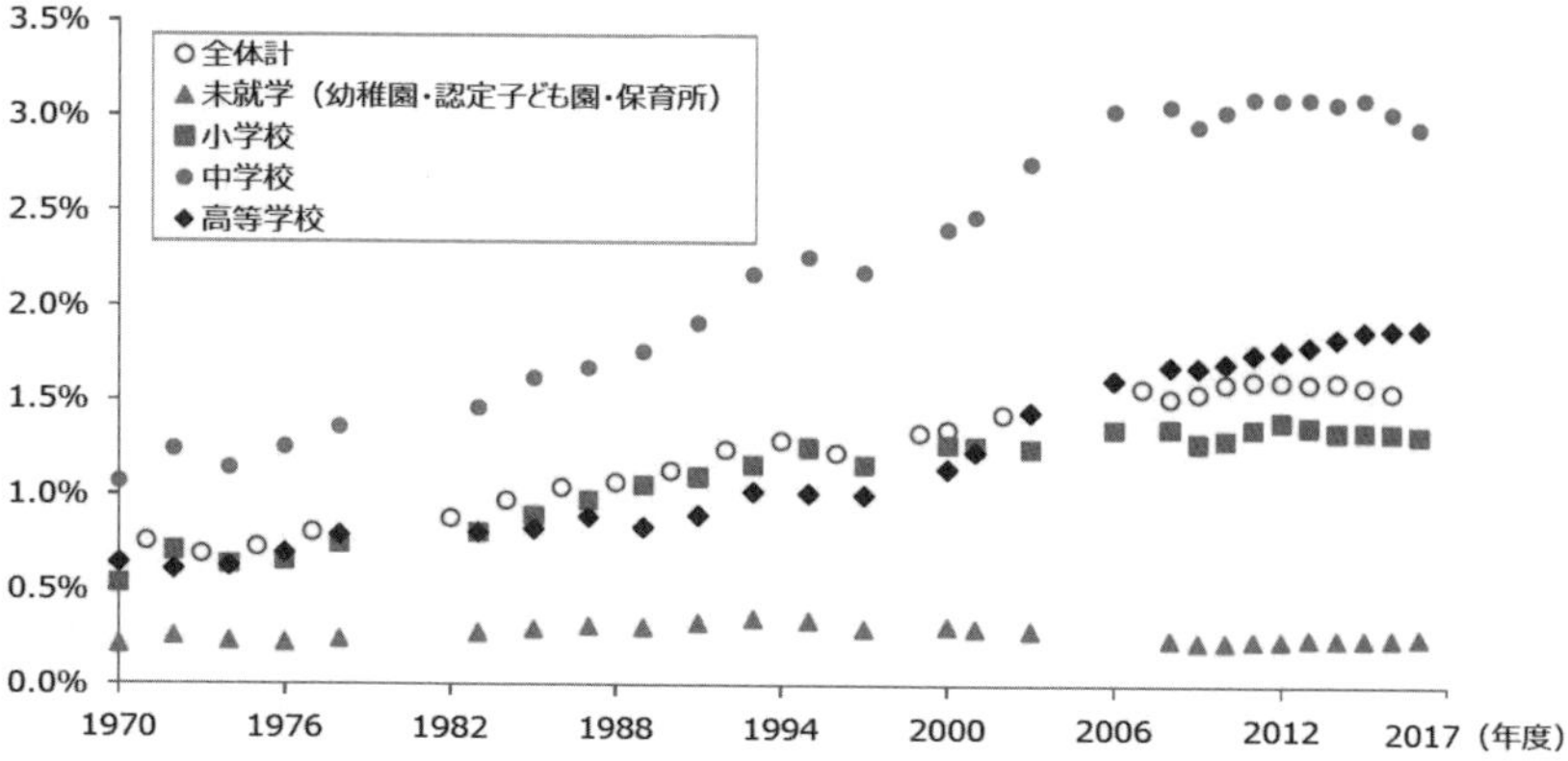

（注）骨折発生率は、「骨折発生件数／災宮共済給付制度加入者数」で計算した。
「全体計」には、高等専門学校を含む。
［資料］独立行政法人日本スポーツ振興センター「学校の管理下の災害ー基本統計ー」各年

●子どもロコモの可能性チェック
（①〜④基本動作　⑤補助チェック）

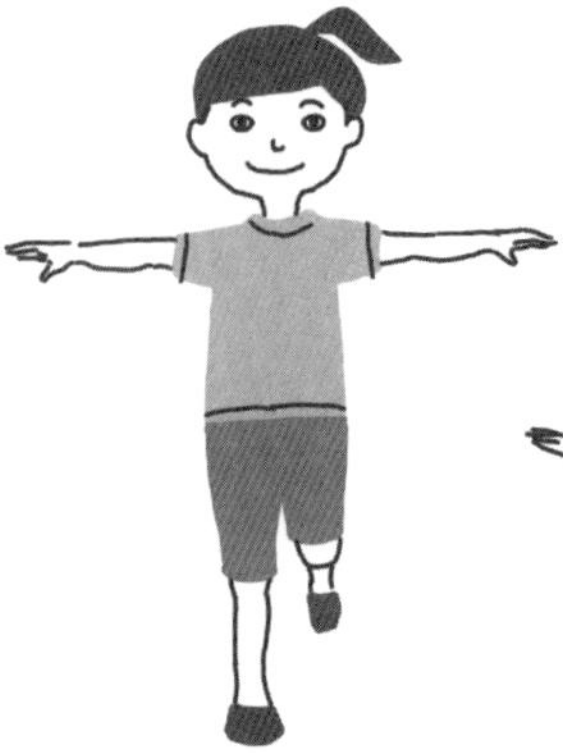

①体のバランス
両手を広げて片脚で立つ。５秒以上フラフラせず立てるか、両方の脚でやってみよう。

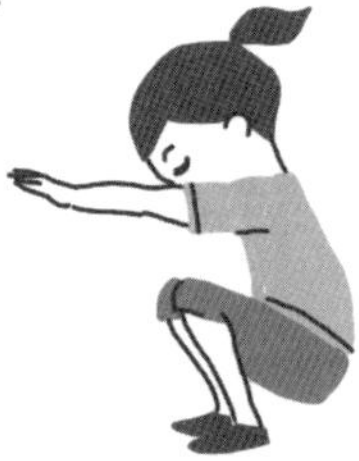

②下半身の柔軟性
足の裏を地面につけて、後ろに倒れないか、試してみよう。

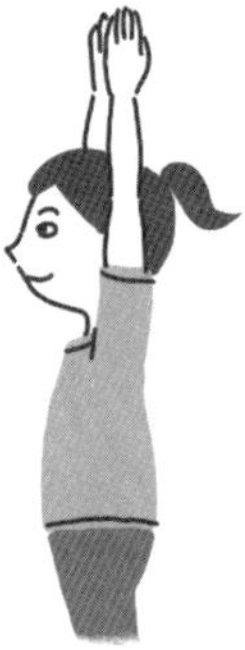

③上半身の柔軟性
垂直に両手を上げることができるか、試してみよう。

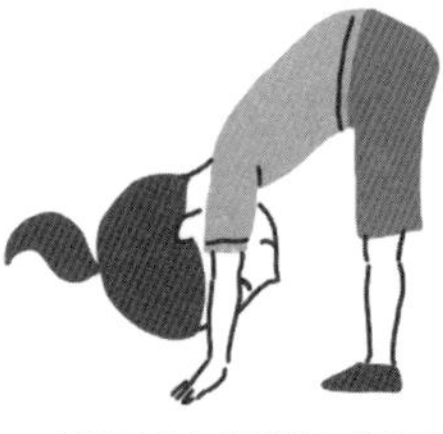

④肩甲骨と股関節の柔軟性
膝を伸ばしたまま手の指が地面につくかやってみよう。

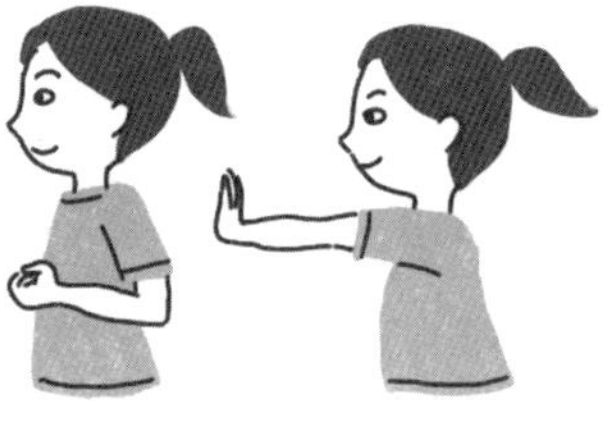

⑤上半身の動き
グーでひじを引き、パーで手首を直角にして、腕を前に伸ばす。

［出典］子どもロコモ読本（参考文献２）

（独法）日本スポーツ振興センターの「学校の管理下の災害」によると、学校（学校行事を含む）における骨折は、小学生から高校生まで増加しており、全体で１９８７年の１・５倍、１９７０年と比べると2・4倍にもなっています。（参考文献2）

そこで、子どもたちの運動機能の状況を知るために、埼玉県が２０１０年～２０１３年に就学時、小学5年生、中学生を対象に調査を行ないました。片脚立ちを5秒ずつ、肩を１８０度挙上する、しゃがみ込む、体前屈の四つの項目のうち一つでもできない子どもを運動機能不全としました。すると約4割の子どもに運動機能不全がみられたのです。

この問題は当然、子どもだけに限った話ではありません。運動機能不全は高齢になるほど、より深刻な問題になってきています。以前から高齢者の骨折率も年々増えてきていることが指摘されており、介護が必要となった主な要因の一つとしても注目を集めていました。

こういった状況に加えて、このコロナ騒動です。これによって感染リスクの高いお年寄りが家に閉じ込もることが増え、運動する機会がますます減ってしまいました。結果として、高齢者の更なる運動機能の低下を引き起こす事態へと発展してきているのです。高齢者に起こったこの状態は、コロナフレイルと呼ばれ、問題視されています。

ちなみに、フレイルとは高齢者の健常な状態から要介護状態になるまでの段階のことを言います。具体的には、体重が減ったり、筋力が低下したり、疲れやすくなったり、歩く速度が遅くなったり、運動をしなくなったりといったことが含まれます。高齢者にとってこの時期は適切に支援を受けることで健常な状態に戻り得る重要な時期です。

また、心身の不調をきたしやすい時期という意味でもこの時期は重要になってきます。と言うのも、この時期は心身および社会性など広い範囲でダメージを受けた時に回復できる力が弱くなり、環境や外敵からのストレスに対しても抵抗力が弱くなっているのです。

フレイル予防として栄養、運動、社会参加が重要とされています。今回のコロナ騒動は高齢者から運動と社会参加の機会を奪ってしまったのです。

●フレイル

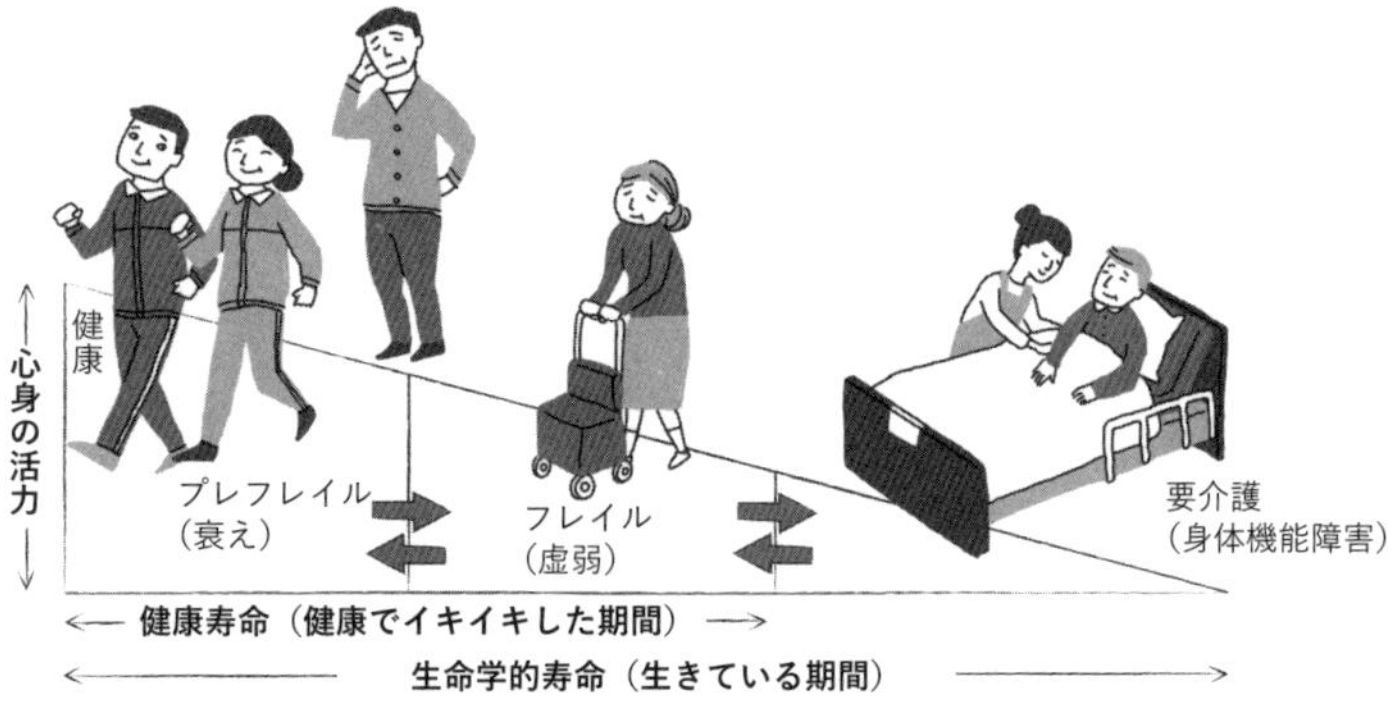

飯島勝矢作成（葛谷雅文：日老医誌 46:279-285.2009 より引用改変）からの引用。
日本内科学会雑誌 107:2469,2018

４　パソコンやスマートフォンの普及による、姿勢の崩れと呼吸の問題

パソコンやタブレット、スマートフォンなどの普及に伴い、それによる心身の問題が指摘されています。その一つが姿勢です。実際にスマホを使っている時に猫背になっている、うつむいた状態になってしまう、長時間同じ姿勢で固まってしまうということを自覚している人も多いのではないでしょうか。

２０１３年にネットリサーチのＤＩＭＳＤＲＩＶＥが７３９９人を対象に「スマートフォンの使い方と姿勢」についてアンケートをしたところ、姿勢の問題を自覚している人が多く、姿勢の問題を特に感じていない人は23・5%にとどまっていました。つまり、４人のうち３人以上もの人が何らかの姿勢の問題を自覚していたということです。

スマホを使っている時に首や肩に凝りを感じる、目が疲れやすい、1日5時間以上スマホを使っている、体が疲れやすい、やる気が起きないといった症状がある人は姿勢に問題がある可能性があります。

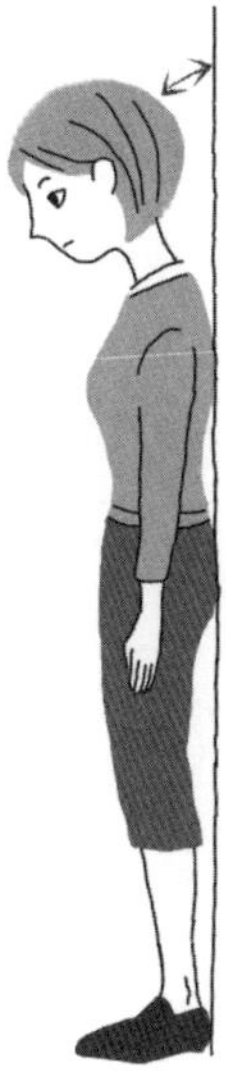

では、自分の姿勢がどうなっているのかチェックしてみましょう。かかと・お尻・

肩甲骨・後頭部の４点を壁にピタッと付けて立ってみてください。この時、後頭部が壁に付かない人は姿勢が崩れています。放っておくと首や肩の凝り、頭痛の原因になるだけでなく、首のしわや顔のたるみといった見た目の問題につながったり、自律神経が乱れ、心身に不調をきたしかねません。

姿勢の問題は、呼吸にも影響を及ぼしてきます。例えば背中を丸め肩が前に出ている姿勢は、スマホを見ている時になりやすいとされていますが、この姿勢でいると肺を圧迫してしまいます。そうすると必然的に呼吸が浅くなってしまうため、低酸素状態になりやすくなるのです。そして低酸素の状態になった結果、注意力や記憶力、集中力などが低下してしまいます。

それだけでなく、呼吸が浅くなると自律神経が乱れ、免疫機能が正常に働きにくくなります。自律神経には、交感神経と副交感神経の二つがあり、それぞれが相反する働きをしています。通常だとバランスを取っているこの二つの神経ですが、呼吸が浅くなることで交感神経優位になり、緊張状態をもたらすのです。

●リーキーガット
上皮質細胞の間に隙間ができる

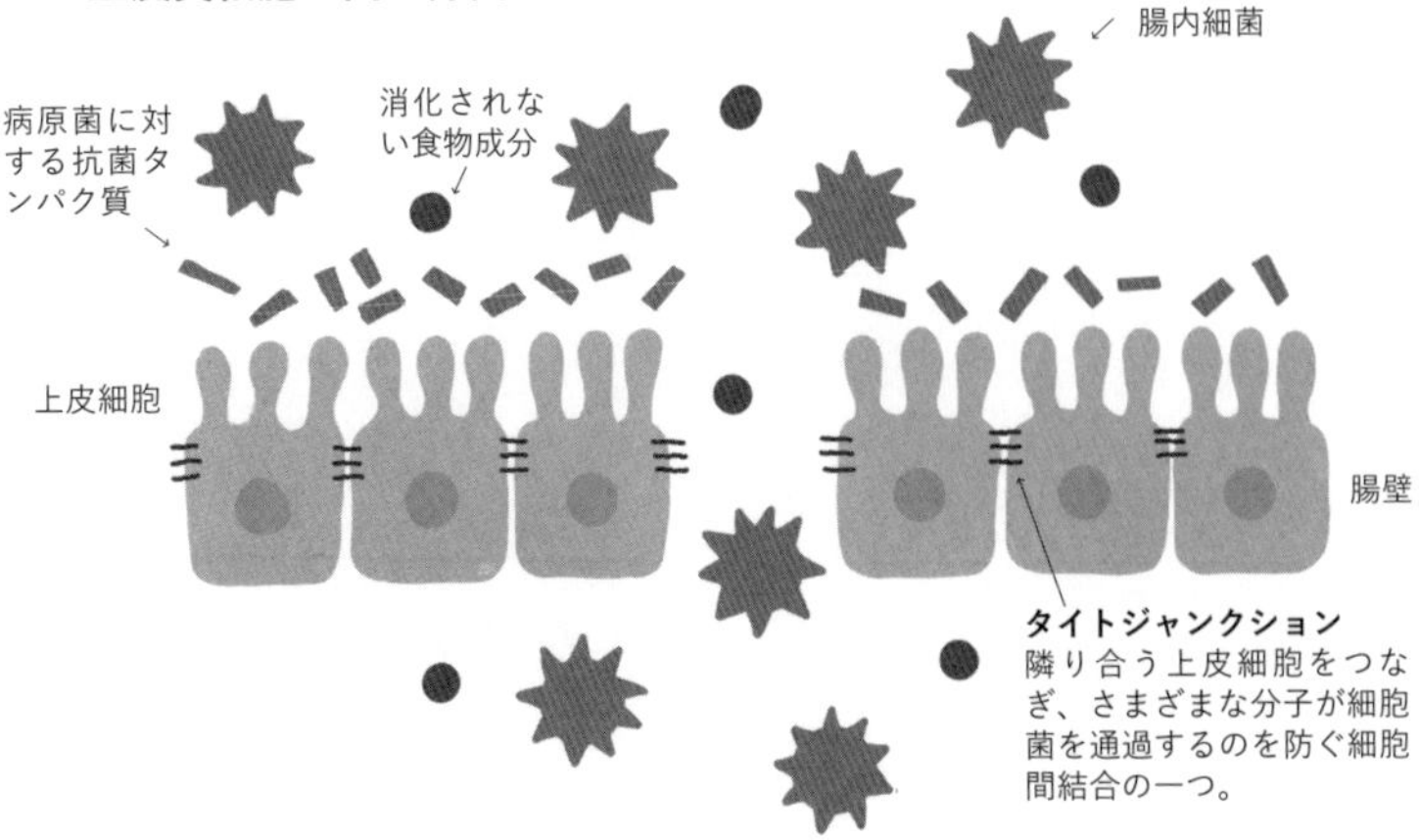

5　食生活の欧米化

最近になって、食生活の欧米化による腸管免疫の低下が指摘されています。腸管免疫の低下の原因として考えられているのが小麦に含まれるタンパクの一種であるグルテンです。グルテンによってリーキーガット症候群が生じてくると推測されています。「リーキー」は「漏れている」、「ガット」は「消化器官、腸」という意味で、日本名だと腸管壁漏洩《ろうえい》症候群と言われています。

実は、腸は食事中の毒素や微生物が体内へ侵入するのを防ぐために、バリア機能を持っています。リーキーガット症候群は、その名が示すように腸管のバリア機能が弱くなった状態のことです。そのため、細菌や食物などが体内に漏れ出し、食物アレルギーや慢性炎症を引き起こしてしまいます。

驚くことに現代の日本人は、程度の差こそあれ約70％の人がこの状態になっているという報告があります。

昨今では食生活に対する関心が高まり、グルテンフリーという言葉を聞くことも珍しくはなくなってきています。とは言っても、いざ完全にグルテンフリーの生活をしようと思うとなかなか厳しいのが現状です。と言うのも、単純に小麦で作られた製品を食事から抜くということだけを考えてもパン、パスタ、ピザ、うどん、お好み焼き、ケーキ、クッキーなど、多くのものが小麦を原材料として作られています。それだけでなく小麦は乳化剤や結着剤、防腐剤のような添加物として、はたまた加工肉の「つなぎ」や安い食品の水増しとしてもごく当たり前に使われているのです。

今、子どもたちを悩ませている病気の中で一番多いのがアレルギー疾患だそうです。2015年に厚生労働省が行った調査によりますと、小学生・中学生ともに3人に1人が喘息・アレルギー性鼻結膜炎・アトピー性皮膚炎のいずれかの疾患をもち、5～10％の子どもが複数のアレルギー疾患をもっていることが分かりました。

そして、この要因の一つとしてリーキーガット症候群が考えられています。リーキーガットの状態になると本来あるべきではないものが体内に入り込むわけですから、それを排除しようと体が働き、アレルギー症状を引き起こすのは当然でしょう。

アレルギーは子どもだけの問題ではありません。成人喘息も１９８５年以降、ほぼ10年ごとに１・５倍程度の増加傾向にあります。アレルギーの増加は食生活の変化だけが問題で起こったというわけではありませんが、いずれにしても多くの日本人が免疫システムに何らかの問題を抱えているということには違いありません。（参考文献３）

コロナは単なるきっかけ――そもそも日本の医療は限界だった――

まえがきにも述べたように新型コロナウイルス感染症の拡大によって今までの日常はもろくも崩れ去りました。一気に医療崩壊が現実味を帯びてきたのです。

ただ、日本の医療問題に関して言えば、かなり以前より２０２５年には医療や介護などの社会保障費が急増し、それを支える世代が減少するため、現在の医療体制のままであれば医療崩壊が起こってくることが叫ばれていました。これが「２０２５年問題」と言われるものです。

これは、いわゆる「団塊の世代」と呼ばれる１９４７年～49年生まれの人たちが、２０２５年に75歳以上となることでもたらされる超高齢化社会によって起こってきます。実際、２０２５年には65歳以上の高齢者が３６６７万人と全人口の30・３％、75歳以上の後期高齢者が２１７９万人と全人口の18・１％に達するとされています。それを支える労働者人口を考えると、今の社会保障が永遠に続くというのが幻想であることが分かるでしょう。

つまり、今、日本が直面している医療問題に関して言えば、今回のコロナ騒動は単なるきっかけにすぎません。今回のことがなかったとしても、近い将来には今までのような医療保障は受けられなくなるという現実があったわけです。

中長期的な人口の変化（1年間あたり）

団塊の世代が後期高齢者になり始める ▼（2022-2025）
団塊の世代がすべて後期高齢者になる ▼（2026-2030）
団塊ジュニアが後期高齢者になり始める ▼（2041-2050）

後期高齢者急増
支え手の急減

	2022-2025	2026-2030	2031-2040	2041-2050	2051-2060
全人口	▲57万人	▲68万人	▲82万人	▲90万人	▲91万人
75歳以上（後期高齢者）	+75万人	+22万人	▲5万人	+18万人	▲30万人
20-74歳	▲107万人	▲67万人	▲58万人	▲93万人	▲71万人

（出所）国立社会保障・人口問題研究所「日本の将来推計人口（平成29年推計）」［出生中位・死亡中位］総務省「人口推計」

風邪くらいでは病院にかかれない時代が来た
―病院にかかることがリスクにもなる―

では、新型コロナウイルス感染症によって、日本の医療はどのように変わったのでしょうか。

今でこそ、医療機関を受診するためのシステムが整い始め、多少なりとも平静を取り戻してきた感はありますが、この騒動当初、医療機関は混乱に満ちていました。対処法も分からない脅威に対し、現場で判断しながらの早急な対応が迫られていたのです。しかも騒動当初は、消毒用のアルコールやマスク、ガウンなどあらゆる物資が不足していました。

多忙を極める中、未知なる敵の情報を集め、足りない物資をやりくりしつつ手探り状態で体制を整えるということだけでも、いかに大変なことか分かるでしょう。それに加えて、受診する患者やその家族の方も大きな不安を抱えていたので、その対応も必要になってきていたのです。

コロナ騒動以前はと言うと、ちょっと熱が出たといったように少しでも体調がすぐれなければ、すぐに病院を受診することができました。自分自身の体のことであっても病院任せにできたのです。しかし、この騒動以降はそういうわけにはいかなくなったのは周知のごとくです。

まずはかかりつけ医もしくは新型コロナウイルス感染症に関する相談窓口に電話することが必要になったのです。そして、その時に受診するのか、それとも様子を見るのかを相談し、受診するのであればどの病院にどういうふうに受診すればよいのかを決めて初めて受診ということになります。しかも、初めのころはお互いに経験が乏しい状況のやり取りですから、混乱を極めたのは想像に難くないでしょう。

さらに言えば、医療機関を受診することが新型コロナウイルス感染症にかかるリスクとなる可能性もあります。そもそも医療機関は体調が悪い人が行くところです。つまり、新型コロナウイルス感染症にかかった人がいる割合が他よりも高くなっています。新型コロナウイルス感染症の疑いがある方が他の人たちに接触しないように万全の対策をとっていたとしても、感染リスクをゼロにすることは難しいでしょう。

と言うのも、医療機関を受診する人が全員、きちんとルールに則っているとは限りませんし、受診の時にはちょっと喉が痛かっただけで熱はなかったため、本人もまさかコロナに感染しているとは思っていなかったということもあり得ます。

騒動当初、医療機関に勤務している職員がコロナに感染したことを非難されたことを受けて、「プロなのになぜコロナに感染するのかと言われても、戦争に行った兵士になんで戦死するのかと言われるのと同じだ。戦場に行ったからに決まっている。一緒だよ。最前線でコロナの患者さんを診ているからじゃないか」と言っていた医療関係者もいました。

新型コロナウイルス感染症がもたらした影響は、新たに体調を崩して医療機関を受診しようとした人だけにはとどまってはいません。もともと病気で通院している方や入院している方にも多大な影響をもたらしたのです。

コロナ対応のためのシステムが整う前の医療機関では、感染リスクを少なくするために受診の頻度を減らそうと、通常よりも長い日数分の薬を出したり、電話再診を導入したりという工夫がされていました。それだけでなく、延期できそうな検査や手術は先延ばしにしたり、入院患者への面会を制限したりということもされていたのです。

このような医療機関側の対応だけでなく、医療機関を利用する側にも心境の変化が見られました。感染の不安から通院をなるべく減らそうと、緊急性のない外来やリハビリの通院を控えるようになったのです。それだけでなく、家族の面会が制限されるのを寂しがって入院を控え、人生の残されたわずかな時期を在宅で過ごすことを選択するケースも増えてきました。

免疫力を上げて、自分の身は自分で守る

新型コロナウイルス感染症に関して言えば、ワクチンの開発や抗ウイルス薬の承認などが話題になっていますが、実際にどの程度の効果があるのか、投与した時の副作用はどうなのかなどの詳細はまだまだ分からない状況です。

そして、このウイルスは感染しても症状が出るかどうかは、その人次第です。つまり、その人が持つ免疫力が大切になってきます。

今回のコロナ騒動は、私たちに自分自身の生き方や日本の医療機関とのかかわり方を真剣に考えるというきっかけをくれました。今は、騒動当初と違い医療機関へ受診するための環境は整いつつあります。近い将来に来る医療崩壊まで、これまでのように医療機関に頼りきる生活に戻るという選択肢もとれないことはありません。

しかし、これを機に医療機関に頼るのではなく、医療機関を上手に利用する生き方へとシフトするというのも一つの選択です。そのシフトへの第一歩が自身で免疫力を上げる病気にならない体づくりではないでしょうか。自分自身の力でこの未曾有の状況を乗り切っていきましょう。

第2章

ストレスが免疫力低下を引き起こすメカニズム

体を本来の状態に保つ力、免疫力とは

私たちには、本来、健康を維持するための力が備わっています。それが「免疫力」です。「免疫」というのは私たちの体を守るための仕組みです。私たちの身の回りには、ウイルスや細菌、花粉などといった私たちの体に害になるものがいっぱいあります。それらが体に入ってくるのを防いだり、体に入ってきた時に退治したりして、私たちの健康状態を保ってくれているのが免疫です。

毎年、冬になるとインフルエンザが流行りますが、同じように過ごしていてもインフルエンザにかかる人もいれば、かからない人もいます。毎年インフルエンザにかかってしまう、A型にかかって治ったと思ったらB型にかかってしまったという人がいる一方で、一度もインフルエンザにかかったことがないから、インフルエンザワクチンすら打っていないという人もいます。同じように新型コロナウイルス感染症についても、ウイルスに感染しても全く症状が出ない人もいれば、重症化して亡くなってしまう人もいます。この差を生み出しているのが免疫力です。

免疫力があるおかげで、免疫の仕組みが適切に働いて、病原体などの外敵に侵されることなく、健康な状態を保っていられるのです。一般的には、15歳までに免疫の仕組みができ上がり、20歳を超えると免疫力が落ちてくると言われています。つまり、健康で過ごすためには、日々の生活の中で免疫力を上げる努力をし、免疫力を維持する必要があるということです。

私たちの体を守る三つの防御壁

このように私たちの健康を保ってくれる免疫力ですが、その防御方法によって物理的・化学的防御、自然免疫、獲得免疫という三つに分けられます。

物理的・化学的防御とは、細菌やウイルスなど病原体や花粉、化学物質などの異物が体内へ侵入するのを防いでくれる最初の防御壁です。皮膚や鼻・口・腸管などの粘膜がその働きを担っています。とは言っても私たちの体に害になるすべての異物の侵入を防げるわけではありません。

そこで、この防御壁を突破して体に入ってきた異物を排除するために最初に働くのが自然免疫です。自然免疫は、私たちの体に生まれつき備わっていて、どのような異物に対し

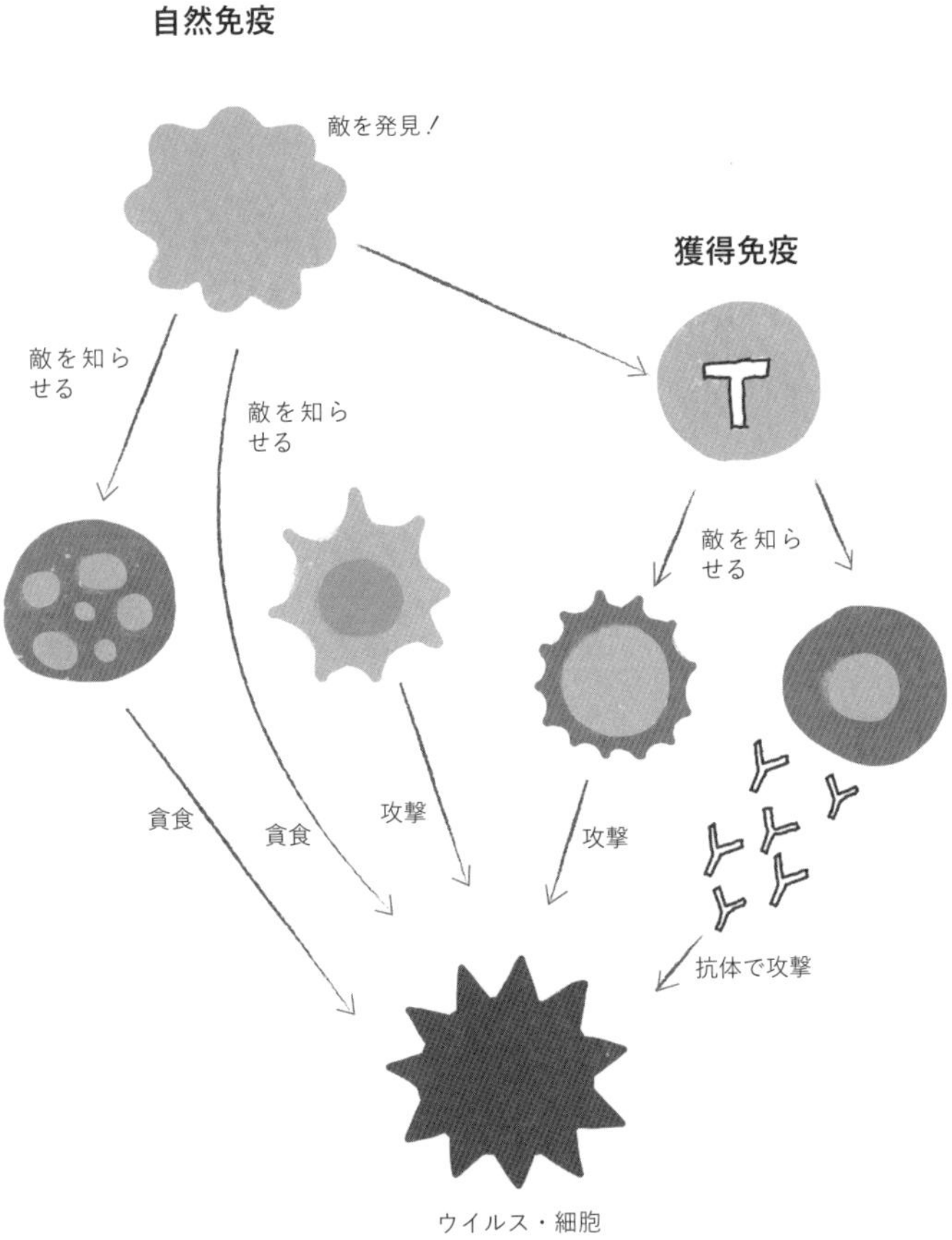
自然免疫
敵を発見！
獲得免疫
敵を知らせる
敵を知らせる
T
敵を知らせる
貪食
貪食
攻撃
攻撃
抗体で攻撃
ウイルス・細胞

てでも相手を選ばず攻撃をしかけます。

この自然免疫からの攻撃を逃れ生き残った強者《つわもの》に対して、最後の砦となるのが獲得免疫です。自然免疫が全ての異物に対してオールマイティーに効果を発揮するのに対して、獲得免疫は狙ったターゲットに対してだけ強力にその力を発揮します。

1　体内への侵入を防ぐ物理的・化学的防御

私たちの体には、異物が体の中に入るのを防ぐためのいろいろな仕組みがあります。私たちは生命を保つために、絶えず呼吸をしています。息を吸った時に口や鼻から入った空気は、のどに入り、気管を通って肺に入り、そこで酸素と二酸化炭素の交換を行ないます。1日に約2万リットルの空気を吸ったり吐いたりしているそうです。

このようにして吸い込んだ空気には、ほこりやカ

●気道の異物除去メカニズム

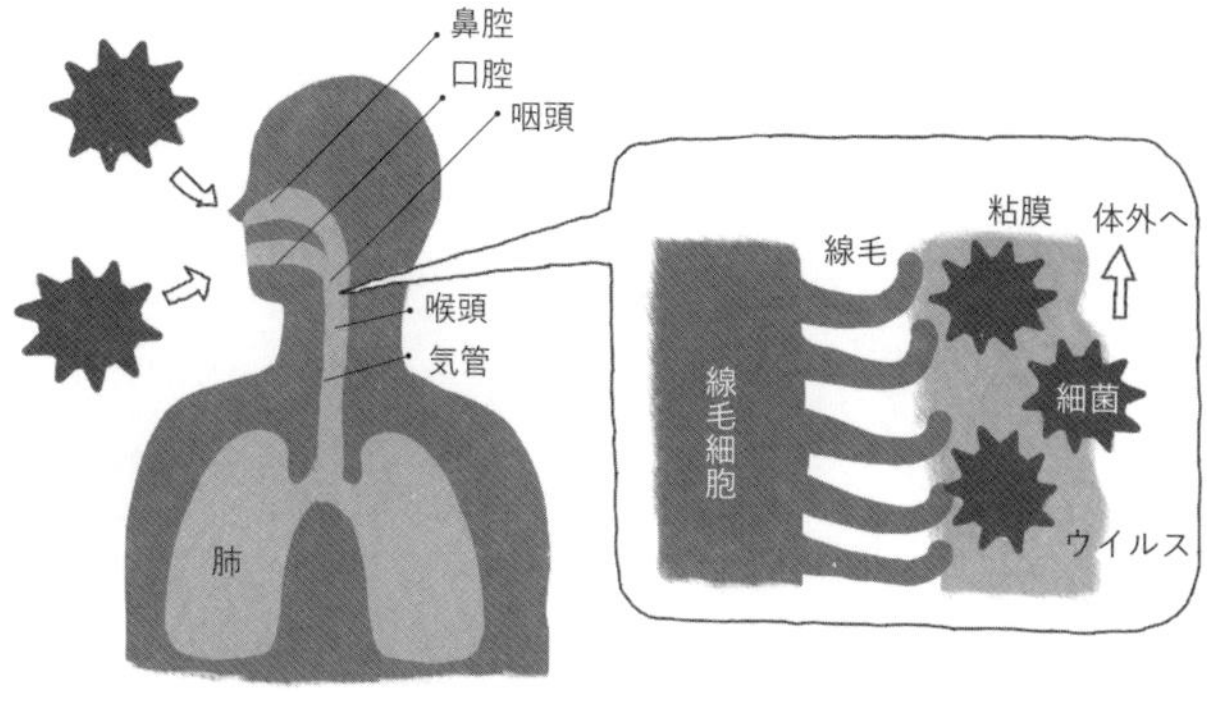

ビ、細菌、ウイルスなどの異物がたくさん含まれています。これらが肺にまで届かないようにガードし、私たちの体を守ってくれているのが、気道の内壁を覆っている粘膜と線毛です。気道に入った異物は粘液で捕らえられ、その下にある線毛が外へ向かって異物を移動していきます。そして、のどへ戻された異物は、痰として体の外に排出されたり、食道から胃に入り消化されたりするのです。

●皮膚の機能

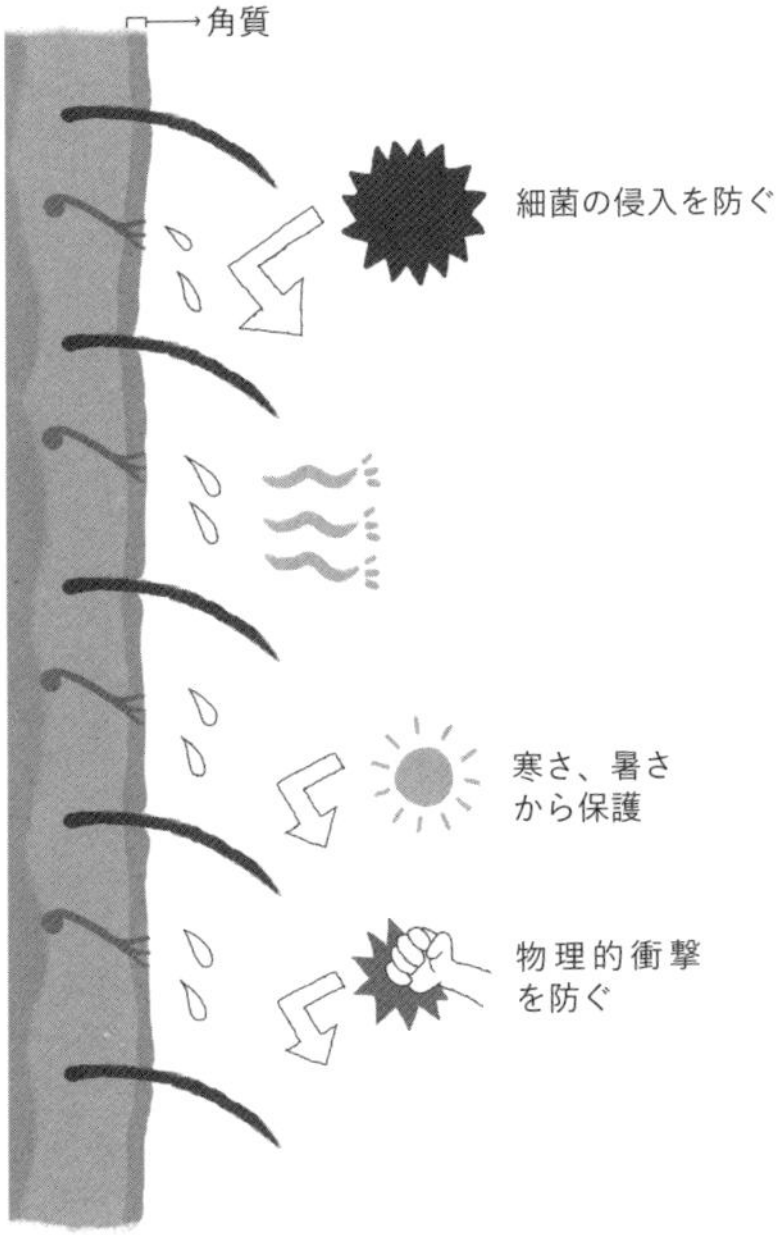

皮膚も異物の侵入を防ぐための重要な働きをしています。皮膚の最も外側にある角層にはバリア機能があり、ほこりや菌などの異物が肌(皮膚)表面から体の中に入るのを防いでくれています。

皮膚には、このような物理的防御の他に、異物の侵入を化学的に防いでくれる仕組みもあります。たとえば、皮膚にある皮脂腺や汗腺は肌を弱酸性に保ち、細菌が繁殖するのを防いでくれていますし、汗や涙、唾液には細菌を溶かす物質（リゾチーム）が含まれていて、それらが体の表面を覆うことで細菌感染から身を守ってくれています。

それだけでなく、私たちが口にするものも細菌などが混ざっています。ただ食べ物に混ざっている細菌の多くは酸に弱いので、胃液の中の胃酸によって殺菌処理されてしまいます。そのため、胃酸は私たちの体が備えている最強の食中毒防御機能であるとも言われています。

また、目や鼻、口や腸管などの粘膜には異物の侵入を防ぐバリアとしての役割があり、「粘膜免疫」と呼ばれています。粘膜免疫で中心的役割を担っているのが、分泌型免疫グロブリンA（IgA）という抗体です。具体的には、粘膜から分泌された分泌型IgAが異物にくっついて、体内に入るのを防いでくれているのです。

2　オールマイティーな防御機能「自然免疫」

免疫を担う細胞（免疫細胞）にはウイルスや細菌といった病原体などの異物を食べて殺してくれるものがいて、貪食《どんしょく》細胞と呼ばれています。それは、たとえば自然界でいえばゴキブリの幼虫を食べて駆除してくれる蜘蛛のようなものです。
自然免疫の主な仕事は、このように異物を食べて退治すること
です。この仕事は、物理的・化学的防御壁を乗り越えて体内に侵
入してきた敵に立ち向かい体を守るための最前線の戦いでもあり
ます。

貪食細胞は体内に侵入してきた敵を食べる時に、発熱や炎症の
もとになる物質を作ります。けがをするとその場所が熱をもって
赤く腫れるのは、貪食細胞がけがをしたところからばい菌が体の
中に入るのを防いでくれているからです。

これは単に戦いの結果として起きてくるわけではなく、ばい菌
との戦いを有利に進めるのに役立っています。と言うのも体温が
上昇すると免疫担当細胞の働きが活発になり、攻撃力が上がりま
す。さらに戦いの場、つまり感染を起こした部位では、血管が拡
張し血液量が増え赤く腫れあがりますが、これもより多くの免疫
担当細胞を戦いの場に送り込むための体の防御手段なのです。

●自然免疫の働き

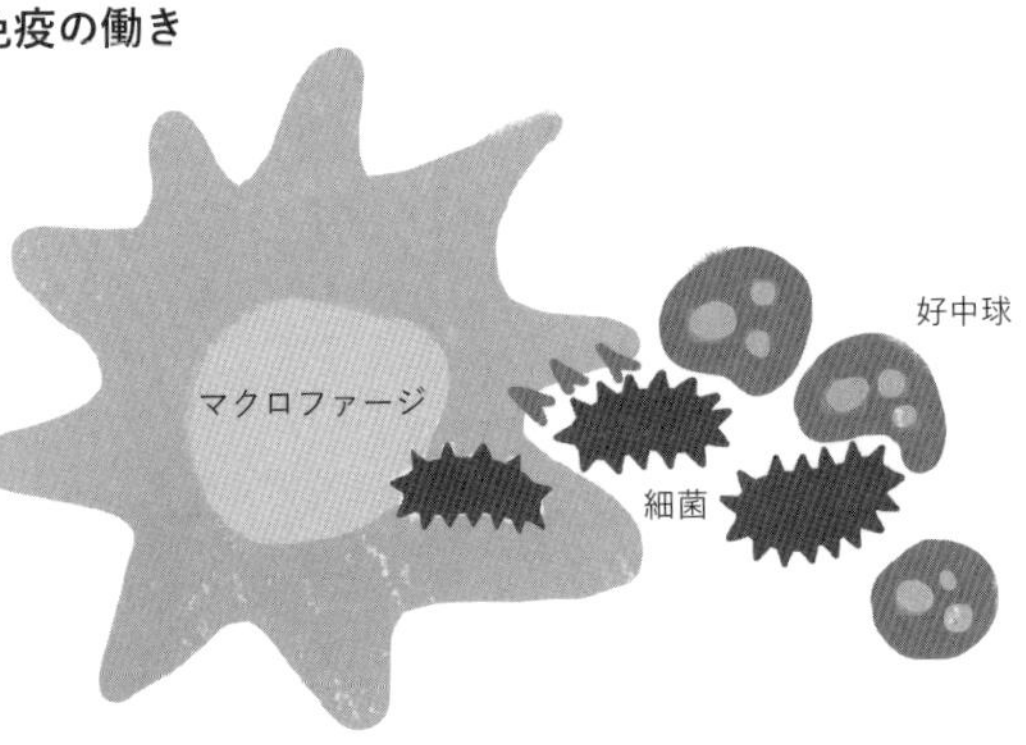

●免疫細胞の種類

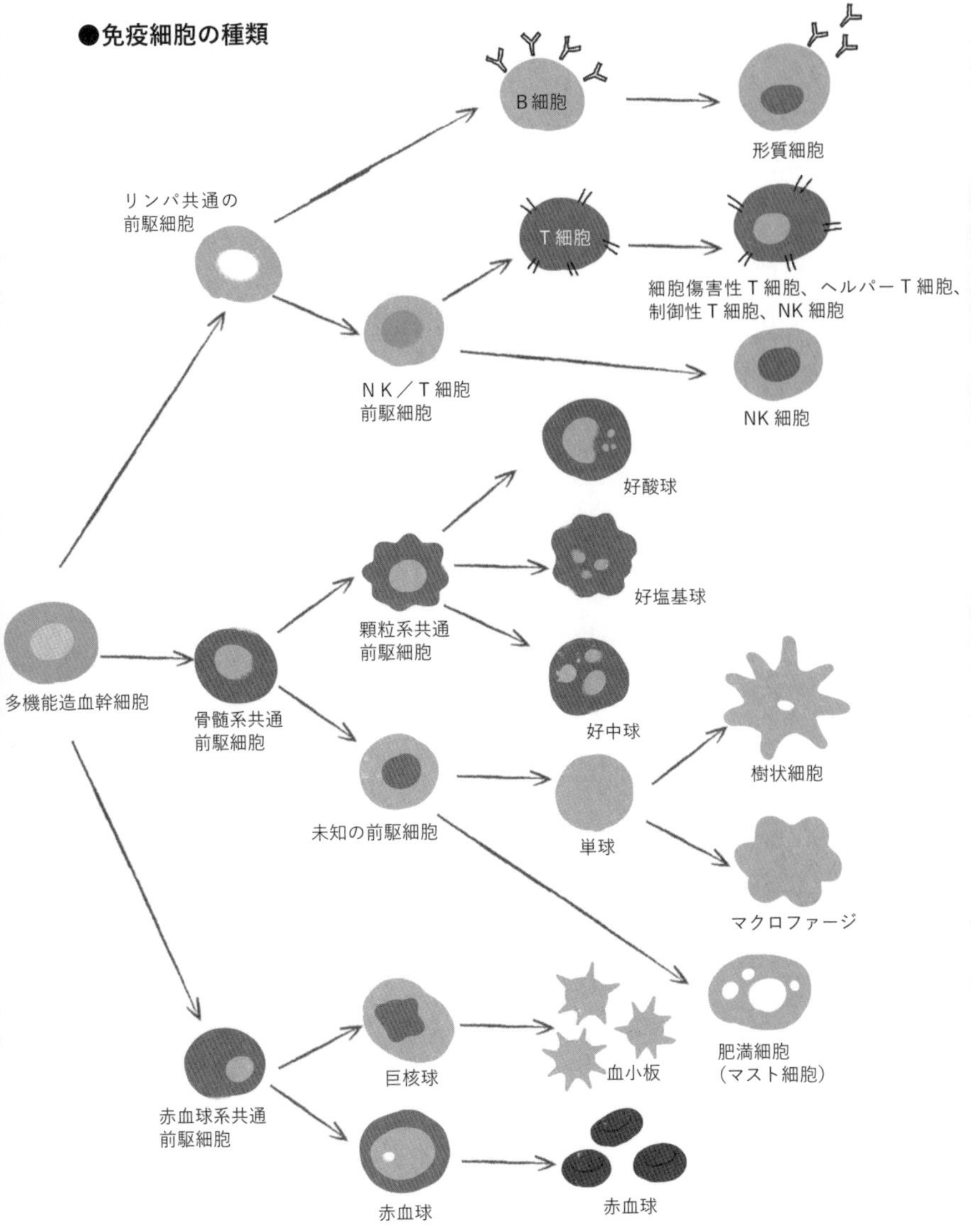
B細胞
形質細胞
リンパ共通の
前駆細胞
T細胞
細胞傷害性T細胞、ヘルパーT細胞、
制御性T細胞、NK細胞
NK／T細胞
前駆細胞
NK細胞
好酸球
好塩基球
顆粒系共通
前駆細胞
好中球
多機能造血幹細胞
骨髄系共通
前駆細胞
樹状細胞
未知の前駆細胞
単球
マクロファージ
肥満細胞
（マスト細胞）
巨核球
血小板
赤血球系共通
前駆細胞
赤血球
赤血球

このような自然免疫で活躍するものには、マクロファージ、樹状《じゅじょう》細胞、好中球などの貪食細胞、ナチュラルキラー（NK）細胞や補体などがあります。

マクロファージは、比較的大きな雑食で食いしん坊な細胞です。病原体が体に入ってくると真っ先になんでもがつがつと食べるので、大食漢細胞とも呼ばれています。マクロファージは細菌やウイルスなどの病原体だけでなく、ガン細胞や老廃物を食べることで、感染症だけでなくガンや動脈硬化、認知症、老化などを防ぎ、私たちの健康を維持してくれているのです。

樹状細胞は、名前の通り樹木のような形態をした細胞で、免疫の情報役とも言われています。異

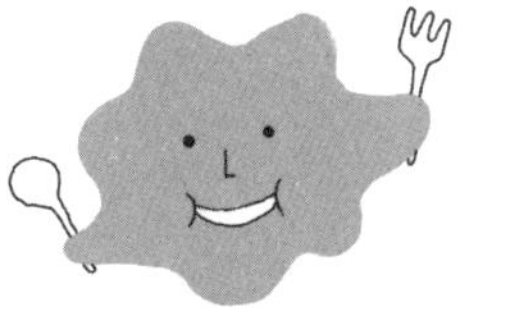

一次防衛班／免疫細胞の代表 マクロファージ

外敵が体内に入ると何でも食べてしまうので、大食漢細胞と言われる。抗原の情報を指令役のT細胞に伝えるなど二次防衛にも貢献する頼りになる大柄な細胞。

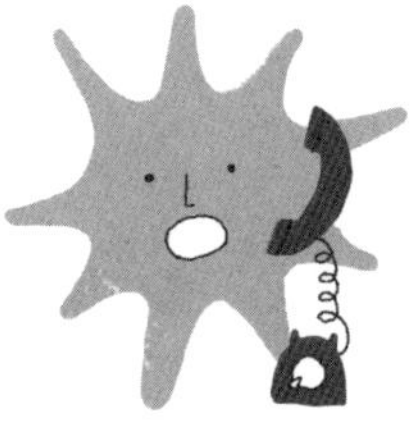

一次防衛班／情報役 樹状細胞

外敵が体内に入ると多くの情報を自分の体に貼り付けて、いち早くT細胞に伝える。生存は数日から数ヵ月。

物を発見するとそれを食べるだけでなく、その特徴を覚えて、リンパ球に伝えます。それによってリンパ球は異物を攻撃できるようになるのです。

たとえば、樹状細胞はガン細胞を異物として認識して、それを体内に取り込み、その特徴をリンパ球に伝えます。それによって、リンパ球が直接ガン細胞を攻撃することができるようになるのです。そのため、樹状細胞はガンの免疫療法としてよく用いられています。

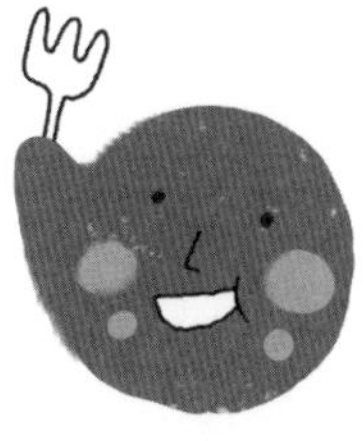

一次防衛班／働き者
好中球

白血球の50％以上を占める貪食細胞。食べた細胞を酵素の働きで消化し、殺菌する。生存は血液内でほぼ１日。

好中球は、白血球の50％以上を占める貪食細胞で、異物の代表とも言える細菌や真菌を食べて体を守る働きがあります。感染症から身を守るという観点では、最も重要だとも言える細胞です。普通は２５００～６０００／μlある好中球数が１０００／μl以下になると、私たちの体内に入ったとしても通常だと弱過ぎて病気を起こさないようなウイルスや真菌ででも病気になるようになります。それが、好中球が５００／μl以下になると、いつ細菌や真菌の感染症を起こしてもおかしくない状態だと言われています。

ＮＫ細胞は、その名の通り生まれつき（ナチュラル）外敵を殺す（キラー）細胞です。他の免疫細胞よりも即戦力があり、攻撃的です。

この細胞は今までの細胞のように食べて殺すのではなく、スナイパーのように標的とする細胞の細胞膜に穴をあけて破壊します。しかも一ヵ所にとどまるのではなく、体内をパトロールしてガン細胞を見つけて殺すのです。

実は、正常な細胞には印がついているのですが、細胞がガン化したり、ウイルスに感染したりするとその印が消えてしまうことがあります。ＮＫ細胞はその印を頼りにガン細胞を見つけます。健康な人でも、一日に数千個の細胞がガン化していると言われていますが、ＮＫ細胞はガン化した細胞を取り除くのに重要な働きをしているのです。

補体は、免疫の作用を補うものという意味でこの名前がついています。貪食細胞が病原体を食べるのに対し、補体は病原体にくっついて病原体を溶かしたり、他の細胞が食べやすくなるように手伝ったりしています。補体にはいろいろな種類があるのですが、病原体

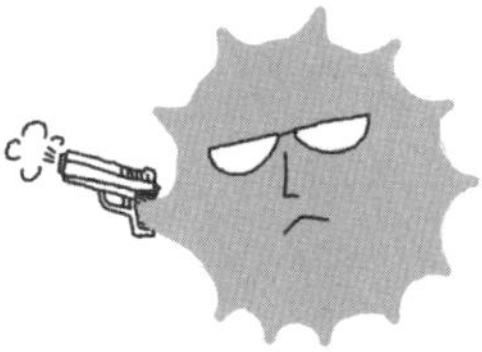

一次防衛班／免疫細胞の処理役 NK 細胞

体の中を常時巡回して、協力者なしで細胞中のウイルスやガン細胞を処理する。ナチュラルキラー細胞と呼ばれる。

を溶かす時にそれぞれが協力し合って働いています。

3　最後の砦「獲得免疫」

これら自然免疫の壁を突破し、生き残った強者《つわもの》に対抗する最後の砦となるのが獲得免疫です。免疫グロブリン（抗体）やT細胞、B細胞がその役割を担っています。ちなみにT細胞とB細胞は白血球の一種であるリンパ球です。

自然免疫がどんな病原体に対してでも同じように作用するのに対して、獲得免疫はそれぞれ攻撃する担当が決まっています。自分が担当する病原体以外のものには効力を発揮しない代わりに、自分が担当する病原体に対しては強力にその効力を発揮し、その病原体を攻撃します。

はしかにかかった人が二度とはしかにかからな

●獲得免疫の働き

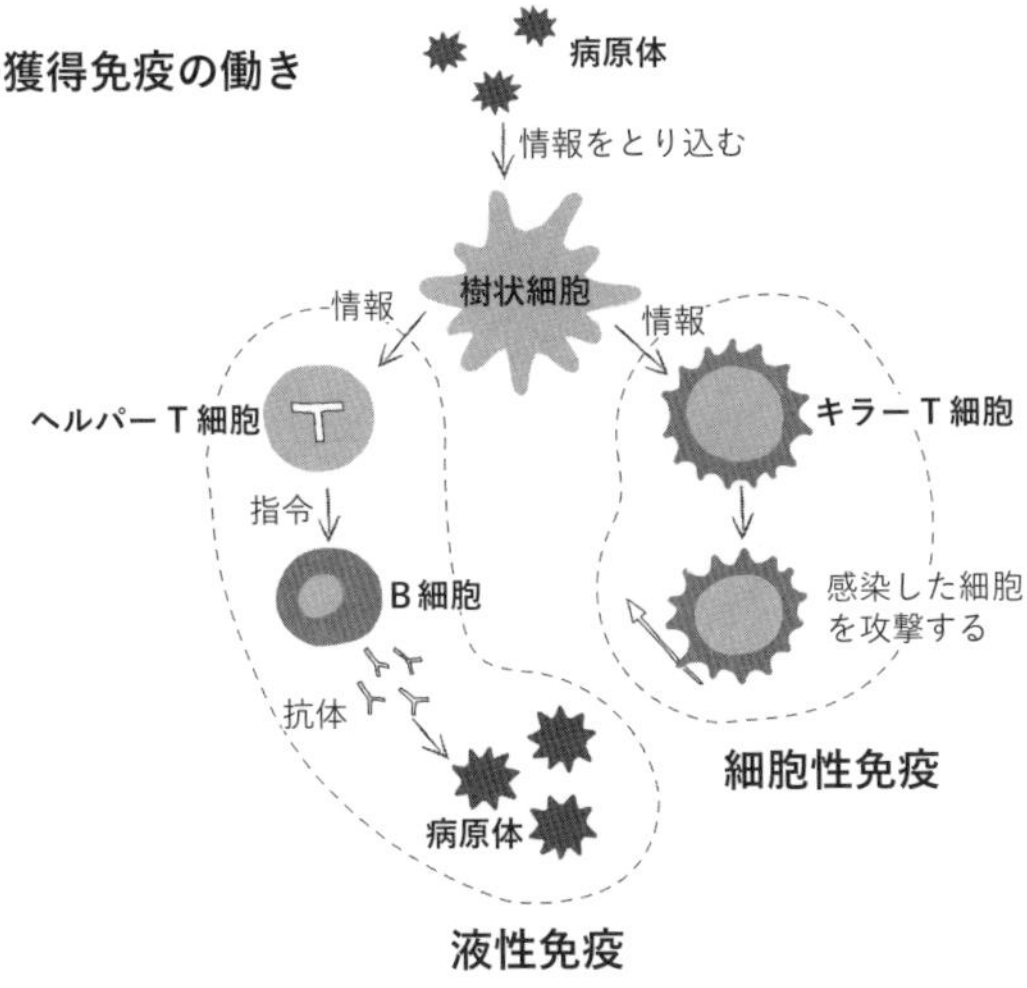

いのは、この獲得免疫の働きによるものです。体内に一度はしかウイルスが侵入したことで、はしかウイルスを認識して体から追い出すのに必要な免疫グロブリン（抗体）ができ、はしかになるのを強力に防ぎます。しかし、はしかに対する免疫グロブリンでは風疹やおたふく風邪になることを防ぐことはできません。このように特異的に働くため、特異免疫とも呼ばれています。

　そして、この最後の砦の攻防に負け、この壁も突破されると、その病気に感染し、発病してしまいます。

　獲得免疫の特徴は、一度体内に入ってきた病原体の特徴を記憶し、次に感染した時にすぐに対応できるように備えておく仕組みがあることです。獲得免疫には、液性免疫と細胞性免疫の二つがあります。

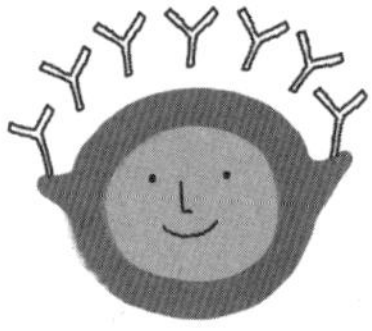

二次防衛班／抗体量産役
形質細胞

Ｂ細胞がヘルパーＴ細胞の刺激で分化した抗体量産型細胞。抗原がいなくなっても、メモリーＢ細胞を作りだし、すぐに次の外敵に対応する。

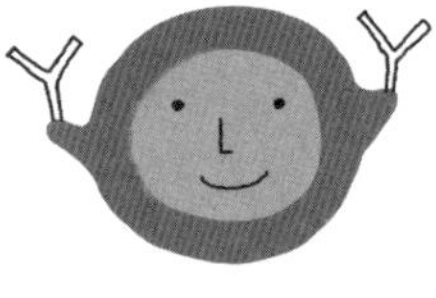

二次防衛班／抗体生産役
Ｂ細胞

Ｔ細胞から指令を受け、抗原を処理する抗体を作る。１種類のＢ細胞は１種類の外的専用の抗体を作る。
生存は長くて数ヵ月。

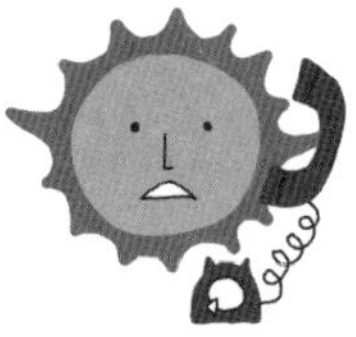

二次防衛班／指令役
ヘルパーＴ細胞

毛細血管や脾臓、リンパ節では約70％を占める免疫細胞の主役。ウイルス感染した汚染細胞を見つける。生存は長くて半年。

液性免疫

液性免疫の主役は免疫グロブリンです。体の中の免疫グロブリンは、多くの種類の抗体からできています。というのも、一度、病原体に感染するとその病原体を担当する免疫グロブリン（抗体）が体の中に作られるからです。つまり、病原体に感染した数だけ異なった種類の抗体があるということです。

病原体に対応する抗体を作り出すのに重要な役割を果たしているのが、マクロファージです。マクロファージは自然免疫の項でも述べたように病原体を食べます。それだけでなく病原体を飲み込んで消化する時に、その病原体の一部（たんぱく質の断片）を自分の細胞表面に目印として掲げます。

この目印をヘルパーT細胞が目ざとくとらえ、この病原体に対する抗体（免疫グロブリン）を作るよう、B細胞に指令を出します。指令を受けたB細胞は、

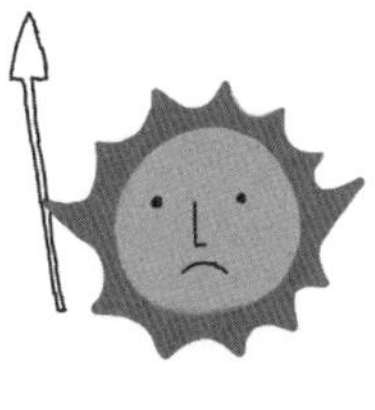

二次防衛班／細胞攻撃役キラーT細胞
ヘルパーT細胞から指令が来ると力を増し、ウイルス感染した汚染細胞を処理する。生存は長くて半年くらい。

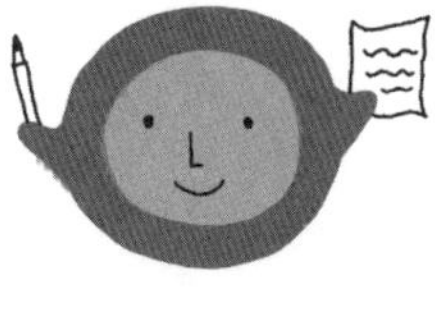

二次防衛班／記憶役
メモリーB細胞
一度出会った抗原のデータを数十年間記憶する能力を持つ。生存は数十年。

形質《けいしつ》細胞と呼ばれる抗体産生細胞に変化し、この病原体に対する抗体を作り始めます。

とは言っても、最初の感染による刺激でできる形質細胞の数は少なく、作られる抗体も量的に多くはありません。そこで効率よく敵をやっつけるために、B細胞の一部は、この病原体の情報を記憶して体内に長くとどまり、次の攻撃に備えます。この情報を記憶した細胞のことを免疫記憶細胞（メモリーB細胞）と呼びます。そして、次に同じ病原体が侵入してきた時、このメモリーB細胞が刺激され、速やかに形質細胞に変わります。そうすることで、その病原体だけを特異的に攻撃する抗体が大量に作られ、病原体をやっつけて病気になるのを防いでくれるのです。

細胞性免疫

液性免疫では抗体を使っていますが、細胞性免疫では抗体は使いません。細胞性免疫は、ウイルスに感染した細胞やガン細胞など自分の正常な細胞とは異なる特定の細胞に狙いを定めて直接攻撃します。

このように私たちの体にとって害になるものを排除してくれるわけですが、残念ながら移植されたものも私たちの体にとっては異物に当たります。例えば、自分の腎臓が働かなくなって他の人の腎臓をもらったとします。しかし、せっかくもらった腎臓もターゲットになってしまいます。移植した腎臓に対して、攻撃を仕掛けてしまうのです。そのため、移植した時には移植した腎臓を攻撃しないよう、薬で免疫の力を抑える必要があります。

この細胞性免疫の主役、スナイパーのような働きをしているのがキラーT細胞です。キラー（殺し屋）という名前通りですね。この細胞は、細胞障害性T細胞とも呼ばれています。

樹状細胞は異物を見つけると、その異物を食べてやっつけます。その時にその異物（敵）の一部を自分の表面にくっつけ（抗原提示）、敵の情報を指令役であるヘルパーT細胞と攻撃部隊であるキラー細胞に伝えます。そしてヘルパーT細胞がキラーT細胞に「攻撃開始」の指示を出すとキラーT細胞は敵に対して攻撃を開始します。

その後、樹状細胞は敵が攻めてきた（感染が起こっている）ことを知らせるために、リンパ管を通って所属リンパ管に行きます。そこで樹状細胞はヘルパーT細胞とキラーT細胞の元になるナイーブT細胞に敵の情報を伝えます。

その敵の情報を元に、ナイーブT細胞は敵を倒すことに特化したヘルパーT細胞とキラーT細胞へと変化します。そしてその敵を攻撃するのに最適なヘルパー細胞とキラーT細胞は援軍として、戦場（感染が起こっている部位）へ行き、敵をやっつけます。

この戦局がどうなるかは、樹状細胞がどれだけきちんと敵を認識できるかにかかっていると言っても過言ではありません。

そしてこれら援軍の来るまでの間、最前線で戦い、敵が中枢（全身）へと攻め込むのを防いでいるのがマクロファージです。そしてマクロファージの攻撃力を上げるのにヘルパーT細胞が一役買っています。実は樹状細胞だけでなく、マクロファージも敵を食べた時、敵の一部を自身の表面にくっつけ、敵の情報をヘルパーT細胞に伝えています。そして樹状細胞やマクロファージから情報を受け取ったヘルパーT細胞がマクロファージを活性化させ、殺傷能力を上げているのです。

ただ樹状細胞が援軍を呼びに所属リンパ管に行くのに対し、マクロファージはあくまで戦場に留まり、最前線で戦い続けています。

一度攻めて来た敵の情報は、次に攻めて来た時すぐに対応できるように、ヘルパーT細胞とキラーT細胞が免疫記憶細胞となって備えるのです。

液性免疫と細胞性免疫の両方に働くヘルパーT細胞

今まで述べてきたようにヘルパーT細胞は、液性免疫と細胞性免疫の両方に関わっています。この細胞は、二つの戦法をうまく組み合わせて正常とは異なる細胞を効率よく排除し、私たちの体を病原体の侵入やガンの発生から守ってくれているのです。まさに免疫の司令塔とも言えます。

ちなみに、ヘルパーT細胞には、細胞性免疫に働く1型ヘルパーT細胞と液性免疫に働く2型ヘルパーT細胞の2種類があります。1型ヘルパーT細胞は、キラーT細胞をはじめ、NK細胞やマクロファージといった異常細胞の直接攻撃を得意とする細胞を活性化します。それに対し、2型ヘルパーT細胞は、B細胞を刺激して抗体を産生するという役割分担をしているのです。

ヘルパーT細胞がいかに重要な働きをしているのかを示すものにHIV（エイズウイルス）があります。エイズウイルスは、ヘルパーT細胞に感染し、この細胞を破壊します。その結果、全身の免疫不全を引き起こし、通常だと死に至らないような毒性の弱い微生物のまん延を許し、患者を死に至らしめるのです。

ストレスケアが免疫力向上のカギ

私たちの体を健康な状態に保つために重要となってくる免疫力ですが、免疫力を上げるためにはストレスを溜め込まないことが最も大切です。巷では、免疫力を上げる方法として、体温を上げる、食事、睡眠、運動などいろいろなものが言われています。

ストレスを溜めないことが最も重要だと私が思うようになった背景には、普通の人よりも免疫力が高いと思われる人たちと多く関わってきた経験があります。

長年、いろいろなタイプの病院で働いていますと、本当にいろいろな人に出会います。若くして病気になる人もいれば、90歳を過ぎて初めて病院にかかったという人もいます。その中で、健康で長生きしている方の生き方にこそ免疫力を上げるヒントがあるような気がしたのです。

序章でも述べましたが、健康で長生きしている人たちには共通の特徴がありました。彼ら彼女らの最も特筆すべき特徴というのが、自分のペースで好きなように生きていたということです。これだけ聞くと、単に自分だけ良ければいいという自分勝手な人をイメージするかもしれませんが、概して彼らの家族関係は良好でした。おそらく自分だけでなく、周りに対しても寛容だったのでしょう。

意外なことに食事制限をせず、食べたいものを美味しくいただいているという方も多く見られました。現に元気で過ごされている100歳の方はマクドナルドが好きで、今でもよく食べると言っていましたし、野菜嫌いの方や、コーラ好きの方もいらっしゃいました。食事が健康の基本であることに違いはありませんが、それ以上にストレスを溜めることの方が問題なのかもしれません。

皆さんの中にも、仕事や試験などで忙しくて、しっかり眠れない日が続いた時や、ずっと悩み事に心が奪われていた時に、風邪を引いた経験がある人もいるのではないでしょうか。

今までの数々の研究からもストレスがあると風邪などの感染症にかかりやすくなることが分かっています。それだけでなく、ストレスによって関節リウマチやバセドウ病などの自己免疫疾患が悪化したり、アレルギー疾患が発症したりするという報告もあります。これらの報告からもストレスが免疫力と密接に関わっていることが分かるでしょう。

深刻な病気の要因ともなるストレス

では、ストレスと免疫力との関わりについて見ていきましょう。ストレスがあると免疫力が低下するということは、かなり以前から知られています。１９６２年には既に、心理的社会的問題があると風邪にかかりやすいということや、生活での慢性的なストレスがあると、咽頭炎や皮膚感染症にかかりやすくなるということが報告されています。（参考文献4）

最近になって、ストレスはこのような軽い病気だけではなく、深刻な病気を引き起こし得るということが分かってきました。2014年にイギリスのバーミンガム大学の研究チームが、配偶者を亡くした高齢者は深刻な病気にかかりやすいということを報告しました。その論文の執筆者であるアンナ・フィリップス博士はイギリスのメディアに「配偶者の死後、1年以内に亡くなる人が本当に多くなっています。悲しみを含めた強いストレスで免疫機能が狂ってしまったために、病気を引き寄せたと考えられるでしょう」と説明しています。（参考文献5）

これより前にも配偶者を亡くすと免疫力が低下したという報告があります。具体的にはT細胞の機能が低下していたそうです。ちなみに、T細胞は先ほど述べたように獲得免疫に関係している免疫細胞です。つまり、配偶者が亡くなったことで大きなストレスがかかり、獲得免疫の機能が低下した結果、重大な病気が発症した可能性があるということです。ストレスが与える免疫機能への影響は、T細胞に限ったことではありません。リンパ球やマクロファージ、NK細胞にも影響を与えます。

例えば生活が変わって不安になったり、うつ状態になったりすると免疫力が落ちるそうです。この時には自然免疫で重要な役割を果たしているＮＫ細胞の活性が低下するという報告があります。

実際に深刻な病気をきたした人の性格特性を調べた報告からも、ストレスが深刻な病気の引き金になっていることが分かっています。３００人の肺の病気を持つ患者さんの性格的な要因を調べたところ、肺ガンの患者さんでは感情を発散する能力が低かったそうです。（参考文献４）

ストレスと免疫の関係について述べてきましたが、そこには自律神経も関係しています。と言うのもストレスは免疫細胞に直接影響を与えるだけでなく、自律神経にも作用します。つまり、ストレスによって自律神経が乱れ、結果として免疫機能が低下するということが起こってくるのです。

交感神経（緊張・興奮）		副交感神経（リラックス）
速くなる	**心拍**	遅くなる
上昇する	**血圧**	低下する
拡大する	**瞳孔**	縮小する
動きが鈍く	**腸管**	活発に動く
増える	**発汗**	減る
緊張する	**筋肉**	弛緩する

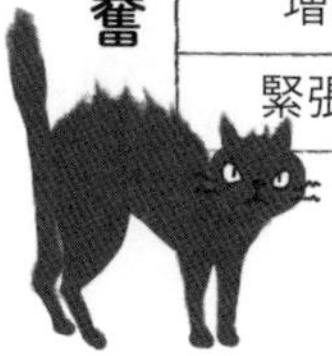

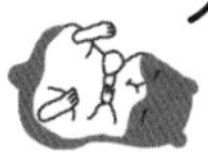

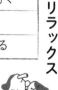

自律神経は、血管や心臓、腸管など全身にいきわたっていて、自動的に体内の環境を整えています。具体的には、呼吸や血液の循環、体温の調節、消化、排せつ、生殖など、その働きは多岐にわたっているのです。

自律神経は交感神経と副交感神経の二つに分けられます。そして、それら二つの神経は相反する働きをしています。日中など活動している時の担当は、主に「交感神経」です。そして、夜になって、リラックスしたり、睡眠など休息をとっていたりする時は主に「副交感神経」が働いています。

交感神経が優位に働いている時は、エネルギーを消費して、活発に臓器を動かします。それに対し、副交感神経が優位になると、省エネモードに切り替わり、心身を元気な状態に回復させるのです。このように副交感神経優位になって休んでいる時も、「怠けている」わけでなく、体にとってはとても大事な時間になっています。

これら二つの神経がバランスを取って働いている間は、体も健全な状態を保っていることができます。しかし、いったんこのバランスが崩れると体のだるさや便秘、下痢、頭痛、肩こり、ほてり、動悸、しびれ、イライラ、不眠、集中力の低下などといった心身両面でいろいろな不調をきたすようになるのです。

そして、ストレスは交感神経と副交感神経のバランスを崩す要因になってきます。例えば、「腹が立つ」「悲しい」「怖い」というような精神面でのストレスを感じると、交感神経が緊張し、交感神経と副交感神経のバランスが崩れます。そうすると、気付かないうちに体にいろいろな変化が起き、最終的には心や体に不調をきたすようになるのです。

それだけでなく、交感神経が緊張すると免疫細胞の働きが弱くなったり、免疫細胞が減ったりしてしまいます。つまり、何か精神的ストレスがあると、自律神経を介した形でも免疫系も弱ってしまうのです。

他にもストレスは、ホルモンの分泌（内分泌系）を介して免疫力に影響を与えます。ストレスがあると私たちの脳は緊急事態であると判断し、それに備えます。具体的には、全身の筋肉に血液と栄養を与え、動きやすい状態を整えるために血糖値や血圧を上げます。緊張して血圧が上がったとかドキドキしたということが起こるのはそのためです。

実際に血圧や血糖値を上げる作用があるコルチゾールというホルモンは、ストレスがあると増えることが分かっており、ストレスホルモンとも呼ばれています。このように緊急時の対応に重要なコルチゾールですが、コルチゾールの値が高い状態が続くと免疫力に影響が出てきます。と言うのもコルチゾールには免疫を抑える作用や炎症を抑える作用があるからです。

●「自分は大丈夫」が一番危ない‥ ストレスは溜め込み過ぎると自分では気付けない

免疫力に大きな影響を与えるストレスですが、意外とその渦中にいると自分では気付かないことがあります。ストレスに対処するためには、自分がストレスを抱えているということに気付くことが重要です。誰しも多少なりともストレスはあるものです。自分は大丈夫と思っている人が一番危険かもしれません。

今までストレスとひとくくりに話をしてきましたが、実はストレスにも三つの段階があります。ストレスが加わると、警告期という状態になり、その後、抵抗期の段階を経て、疲憊《ひはい》期《き》へと移行していきます。

●汎適応症候群（GAS）の時間経過

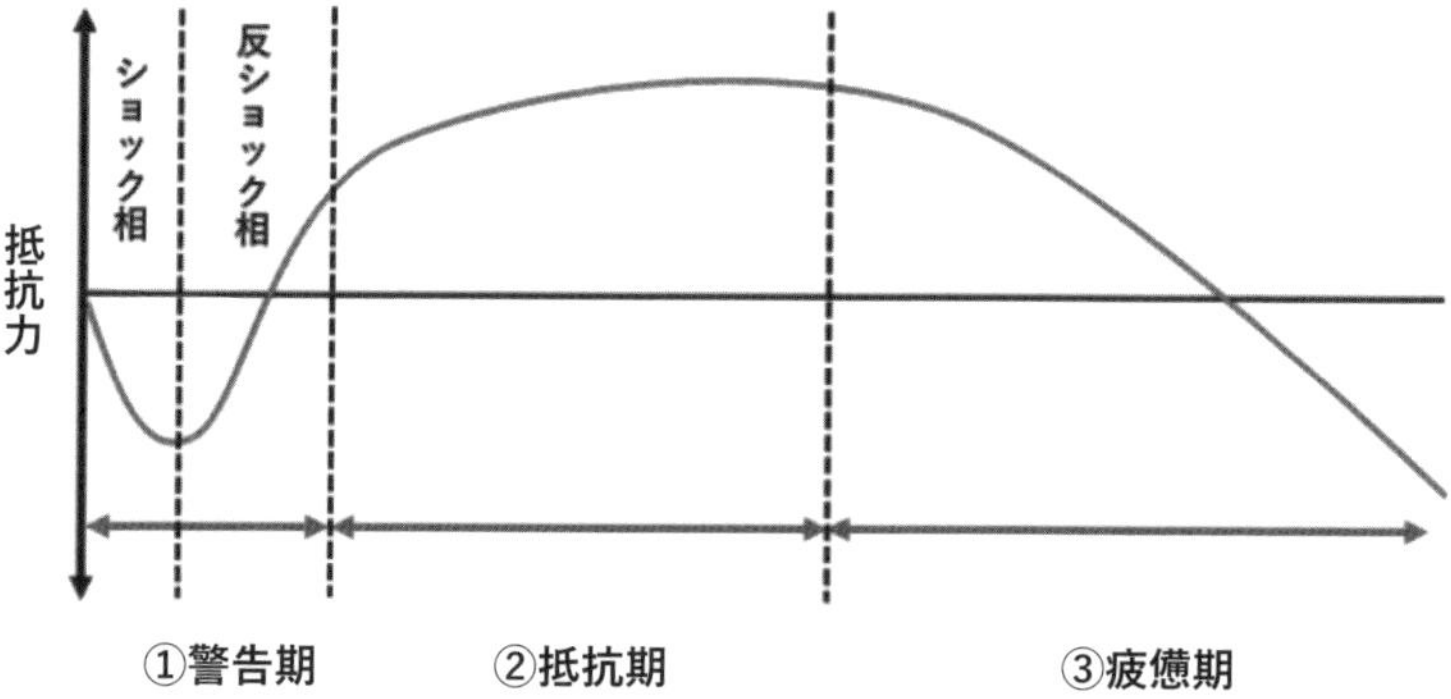

ストレスが加わるとまず心身の不調が現れ、私たちに緊急事態が起きたことを知らせてくれます。これが警告期です。

ところが、最初は体が反応するほどのストレスだったとしても、いずれはその状況に適応していきます。これが抵抗期もしくは適応期と呼ばれる時期です。この時期は一見ストレスがなくなったかのように感じるかもしれません。しかし、この時期でもストレスは常に存在していて私たちの心身に影響を与え続けています。ただ単に気を張ってストレスに負けないように無理をしている時期であるとも言えるでしょう。

とは言え、それもいずれは破綻をきたします。気を張った状態が続くとそのうちストレスに負けてしまい、心身に不調をきたしてしまうのです。この時期が疲憊《ひはい》期です。

では、それぞれの段階について詳しく見ていきましょう。

第一段階の「警告期」

警告期は、ストレスを受けた直後の時期です。警告期は更に二つの段階に分けられます。ストレスを受けた直後の心身に不調が出始めた時期が「ショック相」です。それから、しばらくするとその状況から立ち直り始めます。その時期が「反ショック相」です。

ショック相は、まだストレスに適応できていない段階、つまりストレスへの戦闘態勢が整っておらず文字通りストレスに対してショックを受けている時期です。何とも言えない嫌な感じになったり、食欲が落ちたりといったような症状が見られます。

この時期は身体的な活動が低下し、抵抗力は通常よりもかなり弱くなっています。血圧、体温、血糖値などが低くなっており、筋肉の緊張が低下しています。さらには血液が濃縮し、急性胃潰瘍になることもあります。この状態は、数分~1日くらい続くとされています。

このような状態の変化から、自分自身を守るために体は戦闘態勢を整えます。これが「闘うか逃げるか」と言われる反ショック相の状態です。動物が敵に出会ったときを想像してみてください。頭で考えるより先に一瞬で体はその敵に対し、「闘うか逃げるか」の判断を下し、敵に備えます。

これと同じような反応が、ストレス反応の初期の段階に生じるのです。差し迫った身の危険に対して、とっさに行動できるように交感神経が活発になり、アドレナリンが分泌されます。必死に闘ったり、一目散に逃げたりするための体の準備をするのです。具体的には、素早く動くために、全身の筋肉に十分な酸素と栄養素を送り込むために血流量を増やしたり、万が一の怪我に備えて出血を少なくしたり、出血が止まりやすくなるように血液の凝固を速めたりするのです。

第二段階の「抵抗期」

抵抗期は、受けたストレスに慣れてしまった時期です。そのため、本人もストレスは無くなったものと思いがちです。持続するストレスと抵抗力とが一定のバランスをとり、体の防衛反応が完成される時期とも言えます。

満員電車に乗った時のことを想像してみてください。最初は一駅の移動すら苦痛でたまらなかったと思います。それが毎日、利用していると辛いながらもなんとかしのげるくらいにはなってきます。しかし、それは決してストレスがなくなったわけではありません。ただ、そのストレスに慣れて何とか対応できる状況になっただけです。

さらに抵抗期は、直接の原因となるストレスに対する抵抗性は確保されているものの、新たなストレスに対しての抵抗性は低下しているとされています。つまり、満員電車に乗るということには何とか耐えられるようになったものの、そこに仕事上のトラブルというような新たなストレスが加わった場合、その新たなストレスに対しては弱くなっているということです。

これは、抵抗期がストレスに抵抗するために、副腎からのコルチゾールの分泌が増え、活発に働いていることから起こってきます。コルチゾールには、栄養素である糖質、たんぱく質、脂質の代謝を活発にする働きがあります。これらの栄養素を分解することで、生命活動に欠かせないエネルギー源であるアデノシン三リン酸（ATP）を多く作り出しています。

つまり、この時期は体の中でストレスに対抗するエネルギーを多く作り出しているということです。言い換えれば、ストレスに対し活動性を高めて、なんとかバランスを保っている状態です。そのため、新たなストレスが加わった場合、そこにエネルギーを回すためにさらに活動性を高めるということが難しくなっています。要するに、この時期に新たなストレスが加わると容易に心身の異常をきたしやすいということです。

また、新たなストレスが加わらなかったとしても、ストレスに対応するためにエネルギーを作り出し続けるということにも限界があります。ストレスにさらされている状態が続くと、いずれエネルギーは枯渇してしまいます。そのため、再び抵抗力が正常値以下に低下し、心身の不調が現れる疲憊《ひはい》期に移行してしまうのです。

一般的に人間の場合、この抵抗期は約1週間から10日ぐらいと言われています。とは言え、様々な心理的・生活環境的ストレスの影響を受けるため、実際は複雑な過程をたどることになります。

第三段階の「疲憊《ひはい》期」

長い間、ストレス状態が続くと、生体の防御機構は限界を超えてしまいます。そうなると、再び、私たちの体には警告期のショック相に似た反応が出てきます。つまり、ストレスに曝《さら》された後、一定の間は、私たちの体も「頑張ろう！」とするのですが、その限界を超えると「お手上げ」となるということです。このお手上げ状態になった時期が疲憊期です。この時期になると、受けてきたストレスに耐え切れず、免疫力が急激に低下して、深刻な病気になることがあります。

心身の健康のためには、第二段階の抵抗期までの間に、できる限りストレスから抜け出すことが大切です。しかし、問題なのは、抵抗期が最も自分のストレスに気付きにくいことにあります。ストレスがあるという前提で、対処するのがよいかもしれません。そのためにも、ストレスによってどのような症状が出てくるのか知っておくことは重要です。ストレスによって生じる症状（ストレス反応）は三つに分類されます。

一つ目が、心理的反応です。不安やイライラ、怒り、悲しみ、恐怖、罪悪感、孤独感、否定的な考えなどがそうです。これがひどくなると無気力やうつ気分をきたすようになります。

二つ目が、行動的反応です。集中力の低下や怒りの爆発、場当たり的な反応、飲酒・喫煙量の増加、拒食や過食、引きこもり、不眠、意欲減退、ストレス場面からの回避行動などがそうです。

三つ目が、身体的反応です。血圧上昇や筋肉の緊張、体のふしぶしの痛み、心拍数増加、末梢の発汗、食欲低下、不眠などがそうです。それがひどくなると頭痛やめまい、肩こり、胃痛、下痢などをきたすようになります。

これらのストレス反応は、単独で起こることもありますが、往々にしてお互いに影響し合っています。例えば、イライラするという心理的反応から、過食という行動的反応を引き起こし、その結果、腸の調子が悪くなり下痢をするという身体的な反応を引き起こすということが起こってくるのです。

このようなストレス反応にうまく対応できずストレスがかかった状態が続くと、適応障害やうつ病、燃え尽き症候群、不整脈、狭心症、過敏性腸症候群などといった様々な病気を引き起こすことになります。

厚生労働省が推奨している職業性ストレス簡易調査票（簡略版）（表1）を使って、自分の

表１　職業性ストレス簡易調査票　（簡略版23項目）

A. あなたの仕事についてうかがいます。最もあてはまるものに○を付けてください。

	そうだ	まあそうだ	ややちがう	ちがう
1. 非常にたくさんの仕事をしなければならない	1	2	3	4
2. 時間内に仕事が処理しきれない	1	2	3	4
3. 一生懸命働かなければならない	1	2	3	4
8. 自分のペースで仕事ができる	1	2	3	4
9. 自分で仕事の順番・やり方を決めることができる	1	2	3	4
10. 職場の仕事の方針に自分の意見を反映できる	1	2	3	4

B. 最近１か月間のあなたの状態についてうかがいます。最もあてはまるものに○を付けてください。

	ほとんどなかった	ときどきあった	しばしばあった	ほとんどいつもあった
7. ひどく疲れた	1	2	3	4
8. へとへとだ	1	2	3	4
9. だるい	1	2	3	4
10. 気がはりつめている	1	2	3	4
11. 不安だ	1	2	3	4
12. 落着かない	1	2	3	4
13. ゆううつだ	1	2	3	4
14. 何をするのも面倒だ	1	2	3	4
16. 気分が晴れない	1	2	3	4
27. 食欲がない	1	2	3	4
29. よく眠れない	1	2	3	4

C. あなたの周りの方々についてうかがいます。最もあてはまるものに○を付けてください。

	非常に	かなり	多少	全くない
次の人たちはどのくらい気軽に話ができますか？				
1. 上司	1	2	3	4
2. 職場の同僚	1	2	3	4
あなたが困った時、次の人たちはどのくらい頼りになりますか？				
4. 上司	1	2	3	4
5. 職場の同僚	1	2	3	4
あなたの個人的な問題を相談したら、次の人たちはどのくらいきいてくれますか？				
7. 上司	1	2	3	4
8. 職場の同僚	1	2	3	4

［出典］「労働安全衛生法に基づくストレスチェック制度マニュアル」
厚生労働省　平成27年５月

ストレス度合いを知るのもよいかもしれません。

調査票の項目Aは、「ストレスの原因と考えられる因子」です。そのうち、No.1〜3は「心理的な仕事の負担（量）」、No.8〜10は「仕事のコントロール度」に関する質問になります。

調査票の項目Bは、「ストレスによって起こる心身の反応」です。そのうち、No.7〜9は「疲労感」、No.10〜12は「不安感」、No.13、14、16は「抑うつ感」、No.27は「食欲不振」、No.29は「不眠」に関する質問になります。

調査票の項目Cは、「ストレス反応に影響を与える他の因子」です。

次の二つの場合が「高ストレス」と判定されます。

①「ストレスによって起こる心身の反応」の合計が31点以上

②「ストレスによって起こる心身の反応」の合計が23点以上、かつ「ストレスの原因と考えられる因子」と「ストレス反応に影響を与える他の因子」との合計が39点以上

調査票の尺度のうち、「ストレスの要因と考えられる因子」や「ストレス反応に影響を与える他の因子」も大切ですが、「ストレスによって起こる心身の反応」に問題が多い場

合には、特に早めに対応することが重要となります。「ストレスによって起こる心身の反応」の六つの尺度の中では、「活気の低下」はストレスの程度が比較的低い段階でも認められ、次に「身体愁訴」や「イライラ感」や「疲労感」、ついで「不安感」が続き、「抑うつ感」がストレスの程度が最も高い段階でみられる症状であることが分かっています。したがって、「不安感」「抑うつ感」の高い人は特に注意していく必要があるでしょう。

第3章

ストレスを溜め込みやすい性格・溜めにくい性格

●「完璧主義」と「いい人」は要注意

第2章でもお伝えしたように免疫力の最大の敵はストレスです。そして、人は自分が脅威と感じているものにストレスを感じます。つまり、何をストレスに感じるのかは人それぞれということです。同じ状況であっても物事の感じ方やとらえ方によって、ストレスに感じる人もいれば、そうでない人もいます。

例えば、一人で黙々と事務作業をしていることがストレスと感じる人もいれば、営業で外歩きをすることがストレスと感じる人もいます。また、上司から「お客様にはもっと丁寧な言葉遣いをするように」と注意された時、自分はダメなやつだと自己嫌悪に陥る人がいる一方で、アドバイスだと前向きにとらえて仕事に生かせる人もいるでしょう。このようにどう感じ、物事をどうとらえるかというのは、もともとの性格や環境の影響が関係しています。

私たち日本人は残念ながらストレスを溜めやすい傾向があります。その要因は、失敗を恥ずべきこととし緻密さや完璧性を求める文化的背景や、自分よりも他人を優先するのを良しとし、協調性を重んじる風潮や教育にあると思います。日本人の特性を象徴するものとして、時間通りに正確に来る電車や、災害時の配給でも順番を守っている様子が話題に上がっています。実際に海外の人から見た日本人の印象を聞くと、周囲から目立たないようにおとなしくする、礼儀正しくマナーを守る、我慢強い、自分を表現するのが苦手、完璧主義ということが言われています。

このような日本人の特徴は、「完璧主義」「いい人」という言葉で言い表されます。日本人の美徳とも言えるこれらの特性は、本来の自分自身を押し殺し、ストレスを溜めこむ結果につながる可能性があるのです。

それだけでなく、そもそも日本人は遺伝的にもストレスに弱いということが言われています。と言うのも日本人は感情や気分を安定させる役割があると言われているセロトニンの量が遺伝的に少ないのです。

セロトニンの量は、セロトニントランスポーターという物質によって決まっています。そして、このセロトニントランスポーターの遺伝子には、ＬＬ型、ＳＬ型、ＳＳ型の三つのタイプがあり、どの遺伝子タイプを持っているかによってセロトニンを出す量が違うのです。

ＬＬ型は、セロトニンがより多く出るタイプで、この遺伝子タイプの人は、外界の影響を受けにくく、おおらかで楽天的だと言われています。一方のＳＳ型の人は不安を感じやすく、うつ病のリスクが高いそうです。そして、ＳＬ型というのはこれら二つの型の中間にあたります。

残念なことに日本人はＳＳ型の遺伝子を持つ人の割合が、世界で最も高い民族だとも言われています。つまりは、日本人はセロトニンの量が少ないため、疲れやすく、イライラしがちであり、眠りが浅くなったり、仕事への意欲が落ちたりする傾向があり、ストレスに弱い人が多いということです。ちなみに、おおらかで楽天的傾向になると言われるＬＬ型の遺伝子を持つ日本人は、全体の３％しかいないそうです。それに対し、欧米人はＬＬ型の遺伝子を持つ人の割合が多いと言われています。

このことから考えても日本人がストレスを減らし、免疫力を上げて健康に過ごすためには、ストレスへの対応は欠かせないものでしょう。そのためにもまずは「完璧主義」と「いい人」を手放して、ストレスの少ない生き方をすることが重要です。

では、「完璧主義」と「いい人」について詳細に見ていきましょう。

完璧主義

完璧主義の人は目標や理想が高くなりがちです。そのため求められる成果を出しやすく、周りの人からも高く評価される傾向があります。代わりに、「とりあえず、ささっとやってみる」ということができません。腰が重くてなかなか新しいことが始められないのです。さらに何事にも完璧さを追求するあまり、多少疲れていたとしても頑張ってしまうことがあります。往々にして心身に不調をきたして初めて、無理をしていたことに気付くということもあるでしょう。

そうすると、気持ちに余裕がなくなってしまいます。その結果、周りに頑張らない人やいい加減な人がいると「あの人はなんでこんな簡単なこともできないの？」とイライラしてしまいます。

こういうことがストレスの原因となり、頭痛や肩こり、寝つきが悪い、眠りが浅いといった症状につながります。それが悪化すると、抑うつ、不安、強迫症状、摂食障害など、精神的健康に不調をきたすことになるのです。

①完璧主義に共通する三つの考え方

完璧主義とは、どのような人のことをいうのでしょうか。完璧主義の人には、共通する三つの考え方の特徴があります。

1　白黒はっきりさせたい（二元論的思考）

完璧主義の人は、非常にまじめで正義感が強い傾向があります。そのため、物事を「成功か失敗か」「ゼロか100か」「善か悪か」といったような視点でとらえがちです。価値判断を二つの指標で行ない、白黒はっきりしないあいまいな状態だとモヤモヤして落ち着かないのです。

さらに、完璧主義の人たちは自分が理想とする100点満点のものだけを良しとしています。理想からほんの少しでも外れていたり、ちょっとしたミスをしたりすると、それが他の人たちから見たら素晴らしいことであったとしても、「失敗だ」とか「無意味だ」と思ってしまいがちです。さらに、「100点のものができないのであれば、やりたくない」といった発想に陥りやすく、とりかかるのに時間がかかったりもします。

何をするにしても自分にそれだけ多くの負荷を課しているということです。ストレスが溜まりやすくなるのも当然でしょう。

【対処策】

まずは、自分が二元論的思考パターンに陥っていることに気付くことが重要です。答えが出ないあいまいな状態だと居心地が悪く感じたり、正義感が強く理想から少しでも外れると失敗だと思ったりする人は二元論的思考である可能性があります。こういう思考パターンの裏には、はっきり分からないことや、未知のものへの恐れがあります。

何か決断しなければいけない時、結論を急いではいないかと自分に問いかけてみましょう。いったん保留にすることで別の可能性が見えてくるかもしれません。

白黒はっきりさせたい人は、時に自分の考えを人にも押しつけがちです。「これが絶対正しい」という考えが浮かんだら、視点を変えてみるというのもいいでしょう。立場が変われば善と思われていたことがそうでもなかったということに気付くかもしれません。

2　「こうするべき」「こうあるべき」という思考

このような「白か黒か」という発想にいると当然、自分が思う基準や理想に縛られがちになります。これは自分に対しても他人に対しても起こってきます。

例えば「母親だったらご飯を手作りするのは当然。お総菜を買うなどもってのほか」とか「この案件だったら、ここまで予想して準備すべき」といったような理想の基準にとらわれています。

そのため、自分がしたことが自分の理想とする基準に至らなかった場合、「こんなこともできないなんて自分はダメなやつだ」などと自分を責め、自己嫌悪に陥ることになるのです。そして、その場合の基準は、一般よりも高い傾向があります。その基準に向かって突き進むため、時に限界を超えて自分自身にプレッシャーをかけ、自分を追いつめてしまうことがあるのです。

これが他人に働くと、周りの頑張らない人やいい加減な人が許せなくなり、相手を責めることになります。例えば自分の描く理想に合わない相手に「自分だったらこうするのに。気が利かない」と批判的になったり、怒ったりしてしまうのです。そのため、時には人間関係でトラブルに発展することになってしまいます。

他人に対する批判という形で現れなかったとしても、こういう考え方だと、ものごとに対するこだわりが強くなりがちで、時に融通が利かなくなることもあります。

このように常に理想を追い求めていると、時間的にも気持ち的にもゆとりがなくなってくることがあります。その結果、ストレスを溜めこんでしまうのです。

【対処策】


この思考パターンを手放すには、まず自分の心の声や言葉の癖に気付くことが重要です。「○○すべき」「○○して当然」と出てきたら、本当にそうなのかを考えてみましょう。

こういう思考パターンの裏には、「ちゃんとしないと批判されてしまう」という不安や「しっかりしている人」と認められたいという、承認欲求があることが多いとされています。自分が持っている不安や欲求に寄り添ってみましょう。

「○○すべき」という発想を緩める一つの方法として、「○○する方がよい」と言葉を置き換えるようにするのもよいかもしれません。

3　たった一度の失敗や悪い出来事が常に起こるように感じる

完璧主義の人は1回や2回起こっただけの失敗や悪い出来事を、常にいつでも起こることのように思い込みがちです。何かネガティブな思考が浮かんだ時に「いつも」とか「すべて」とか「絶対」という言葉が入っている場合は、こういう思考パターンになっているかもしれません。

こういう思考パターンになっていると、なにか一回失敗をしただけでも「きっと次もう

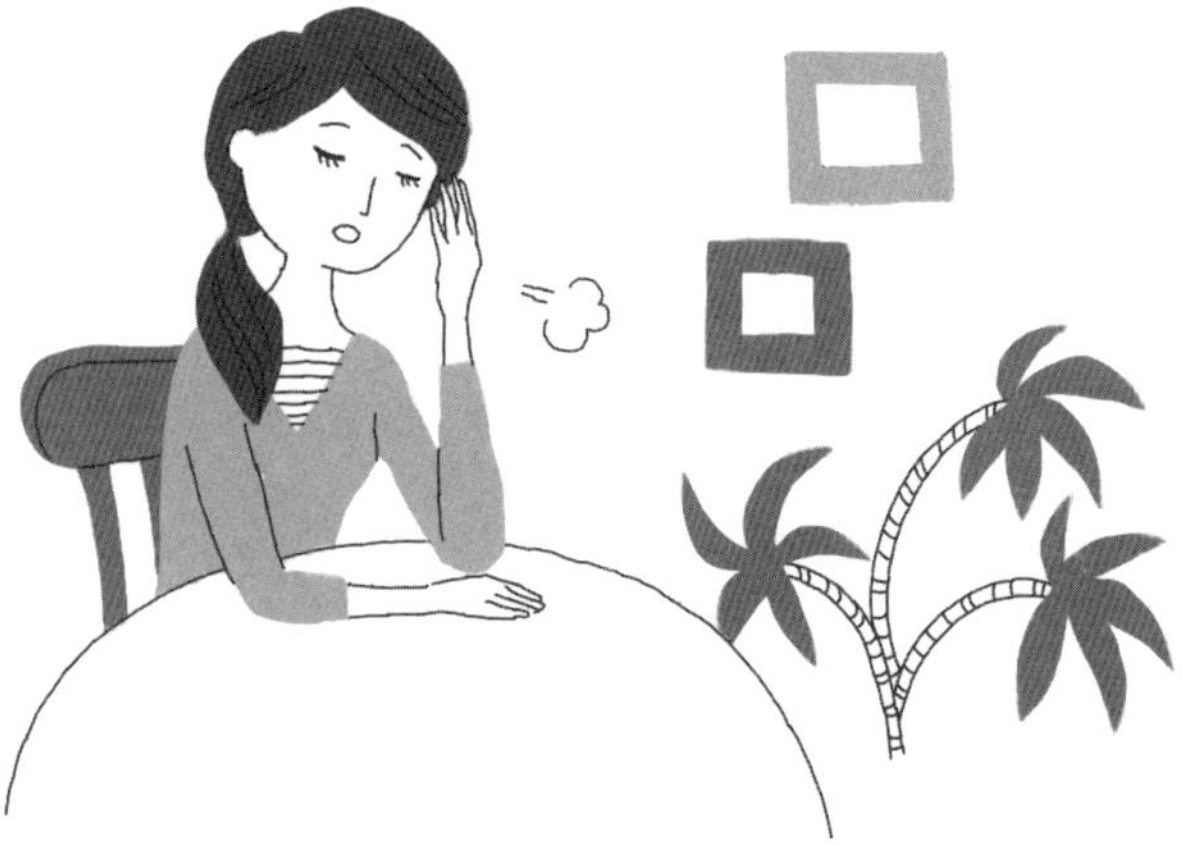

「きっと次もうまくいかない」たった一回の失敗が常に起こるように感じる

まくいかない」と思いがちです。そのため、次のチャレンジに二の足を踏んだり、ちょっとしたミスにもかかわらず「私はいつもミスをするダメな人間だ」と落ち込んだり、「どうせ、みんな私のことをダメなやつだと思っている」と決めつけてしまいます。

このような思考パターンは、他人から拒絶されることに対する不安や恐れからきます。他人から拒絶されたくないと思うあまり、たった1人の人に1回拒絶されただけなのに、これから先ずっと全ての人に拒絶されるかのように感じてしまい、大きなダメージを受けるのです。

【対処策】

自分がこの思考パターンを持っていること

に気付くことが重要です。「いつも」とか「全て」とか「絶対」という言葉が浮かんだら要注意です。本当にそうなのか立ち止まって考えてみましょう。

②完璧主義を手放す四つの方法

完璧主義の人は、仕事の精度が高い、責任感が強い、最後まで手を抜かない、信頼を裏切らないといった長所があります。その反面、自分にも他人にも厳しく、批判的になりがちで、柔軟性に乏しいことが多く、常にプレッシャーの中にいます。その上、楽しむことや気持ちの切り替えが下手な傾向があります。

常に緊張状態にあるわけですから、ストレスが溜まりやすいのも当然でしょう。とは言え、長年培ってきた思考の癖を変えていくのは並大抵ではありません。次に挙げる完璧主義を手放す方法から取り入れやすいものを試してみるのもよいかもしれません。

1　加点方式で考える

加点方式で考えるというのは、「できたこと」「今あるもの」に意識を向ける考え方です。ゼロの状態から「できたこと」や「今あるもの」に目を向け、その点数を足していきます。そうすることで、頑張っていることや前進していることを実感しやすくなります。結果として、今の自分自身を認めやすくなったり、自分を責めることが少なくなったりするかもしれません。

しかし、残念ながら完璧主義の人は、常に理想の状態を目指しているので、どうしてもできていないところ、足りていないところに目が行きがちです。つまり、減点方式の考え方になっています。理想の状態を100点とし、足りていないところに目を向け、その分の点数を引いているのです。そして、常に理想の状態を追い求め、100点満点を目指しています。結果として、90点とったとしても「まだまだ自分はダメだ」という感覚に陥りやすく、自分を責めがちです。

「自分はダメだ」という考えが浮かんだら、「減点方式で考えていないだろうか」と自分に問いかけてみましょう。そして、「足りてないもの」よりも「今あるもの」に目を向けるように意識してみてください。そうすることで少しずつ加点方式の考え方が身についてきます。また、くれぐれも減点方式の考え方が顔をのぞかせた時に自分を責めないように注意してください。

2　自分の「普通」や「常識」を客観的に見る

完璧主義の人は、常に100点を目指しているため、普通の基準が高い傾向があります。

自分が「これくらい普通」とか「こんなの常識でしょ」と思っていることは本当にそうなのでしょうか。

改めて客観的に見てみると厳しい要求を普通だと思い、自分に課していることに気付くかもしれません。一歩引いて周りを見てみましょう。他の人の「普通」や「常識」は、あなたと一緒でしょうか。

高い水準を自分にも他人にも課しているのであれば、それを見直すというのも一つの手です。その水準を変えないとしても、自分に課している水準が高いということが分かるだけでも、肩の力が抜け気持ちが楽になるかもしれません。

3　結果を手放す

理想とする結果を目指すのは素晴らしいことですが、満足する結果が得られなかった時に自分を責めるというのは考えものです。そもそも簡単に達成できることであれば、わざわざ目標にする必要はありません。簡単にはできないからこそ目標に設定しているわけです。

目標に向かって進んでいるだけでもすごいことだと思います。それなのに、自分を責めるためにそれを使うというのはどうなのでしょうか。とは言え、完璧主義の人からすると結果を手放すというのは、言うは易く行なうは難しといったところかもしれません。

まずは、「やることをしっかりやったら結果を手放そう」と意図してみましょう。努力した結果、満足する結果が得られなかったとしても、すべてが無駄というわけではありません。その行動から得られた何かがあるはずです。

さらにいうと、結果を手放している時の方が結果を出しやすい場合もあります。と言うのも、その方がリラックスして行動できるため、本来の力を発揮しやすくなるのです。

4 「まぁ、いいか」と言ってみる

これは、気持ちを楽にする魔法の言葉です。「言霊《ことだま》」という言葉があるように言葉には力があります。これには脳にあるミラーニューロンが関係しています。ミラーニューロンには、モノマネ細胞という異名があります。例えば、スポーツ観戦していると手に汗握ってしまう、誰かがビールを飲むのを見ると飲みたくなるというのもミラーニューロンの働きによるものです。ミラーニューロンの刺激が行動を引き起こすことは多くはありませんが、言葉やイメージはミラーニューロンに刺激を与え、行動の引き金になりやすいとされています。

完璧主義の思考パターンに気付いたら、「まぁ、いいか」と言ってみましょう。この言

葉をつぶやくだけで、案外と肩の力が抜け、「まぁ、いいか」という気持ちになりやすくなります。言うなれば、自分自身を大切に扱い、やさしく接するための励ましの声かけです。

自分の失敗や間違いを責めるのではなく、愛情をもって自分に接してあげてください。自分と良好な関係が築けるようになると、人間関係も好転していきます。

完璧主義の人は、常に自分に大きな負荷をかけがちです。もしかすると、理想に目が行き過ぎるあまり、自分が疲れているということに気付かないことがあるかもしれません。

完璧主義かもと思ったら意識的に立ち止まって、自分に課しているものに注意を向けてみましょう。完璧主義を手放して、リラックスして過ごすことは、決してサボっているわけでも手を抜いているわけでもありません。完璧主義を手放して、より自分らしい人生を歩んでいきましょう。

●いい人

休んでいるつもりなのに疲れがとれない、ついつい周りの目が気になってしまうということはありませんか。そういう人は、自分でも知らないうちに「いい人」になっているかもしれません。

「いい人」は自分ではなく、他人を中心に生きています。「自分がどうしたいか」よりも「他人からどう思われるのか」が優先されてしまっているのです。つまり、自分がどうしたいのかという自分の気持ちは抑圧されています。場合によっては、自分がどうしたいのかが分からなくなっている可能性すらあるでしょう。

「いい人」でいることで、トラブルが避けられて表面的な人間関係は良くなるかもしれません。そのため一見ストレスが軽くなるように感じることもあるでしょう。しかし、無自覚に「いい人」になっていると逆にストレスは溜まりやすくなります。

無意識的に「いい人」でいるということは、自分自身に嘘をつき、自分の本音に蓋をしている状態です。もっと自由に生きたいのであれば、「いい人」であることをやめる必要があります。

①つい「いい人」になってしまう人の六つの特徴

つい「いい人」になってしまう人とはどんな人なのでしょうか。彼らには共通する六つの特徴があります。それぞれの特徴について見ていきましょう。

1　頑張り過ぎてしまう

頑張ることは時には大切です。頑張ることで良い結果が得られたり、周りの人からも評価されたりしやすくなるかもしれません。

ただ、頑張る人は、時に「頑張れば頑張るほどよい」と考えがちです。そのため、自分の体を無視して睡眠時間を削り、仕事に家庭にと全力投球してしまいます。しばらくの期間であれば、それでも特に問題はないかもしれませんが、この状態が続けば当然、体調を崩してしまいます。

最初は風邪や頭痛といったちょっとした体調不良かもしれません。そこで自分が無理をしていることに気付いて立ち止まればいいのですが、頑張っている人に限ってそのちょっとしたサインを無視してしまいがちです。そうすると、取り返しのつかないような大きな病気になったり、心の病に悩まされたりということになってしまいます。

一歩引いて考えてみましょう。どんな人でも体力にも精神力にも限界はあります。それを超えてまで動こうとすれば壊れてしまうのは当然のことです。

たとえそれが誰かのためを思ってのことだったとしても、果たしてその人はあなたの心身が壊れるほど頑張ってほしいと思っているのでしょうか。

【対処策】

ちょっと疲れたなと思ったら、「頑張り過ぎてはいないだろうか」「無理をしているのではないか」と自分に問いかけてみましょう。頑張り過ぎている自分に気付いて、手放しやすくなるかもしれません。

自分の体のちょっとしたサインに気付いて、自分の許容量を知ることが大切です。

2　ノーが言えない

頑張り過ぎてしまう理由として、ノーが言えないということがあります。いい人は、忙しくても頼まれると断りきれなくて引き受けてしまったり、疲れていて早く家に帰りたいのに誘われると飲み会に参加したりと、自分のことよりも相手を優先してしまいがちです。

ノーと言えない背景には、相手に嫌われたくないという想いがあります。「断って相手に嫌われたらどうしよう」と恐れるあまり、相手の言うことを何でも聞いてしまうのです。これはノーと言うことが相手の存在を否定することであるという思い込みがあったり、ノーと言うことはわがままであるととらえていたりすることで起こってきます。

もちろん、気が向かないからと何でもかんでもノーと言っていたのでは、社会生活に差し障りが出てくるでしょう。確かに、自分が許容できる範囲内で引き受けるというのは重要なことです。しかし、自分を犠牲にしてまで引き受けるとなると考えものです。

逆の立場になって考えてみましょう。自分が誰かに頼み事をした時、無理をしてまで相手に引き受けてほしいと思うでしょうか。そういうことをされたら、次から気軽に頼みにくくならないでしょうか。

他にもノーと言えない理由として、ただ単純に慣れていない可能性があります。自分の考えを明確にして伝えるという習慣がなかったり、どうやって断ったらいいのか伝え方が分からなかったりすると、断る方法を考えることが面倒になって、ついつい相手の言いなりになってしまいます。

【対処策】

まずは、自分がどうしたいのか自分の考えを明確にしましょう。そして、ノーと言うこと相手の存在を否定することは別であるという点を理解することが大切です。

自分の意思にそぐわないもの全てを断ることは難しいかもしれませんが、自分の許容範囲を超えるものは断ろうと決めましょう。そのためにも自分が引き受けられる許容範囲を知っておくことは重要です。その上で、あらかじめ断り方を何パターンか考えて練習しておくと断りやすくなるかもしれません。

3　他人の気持ちが気になって、自分の気持ちを言えない

「いい人」になってしまう人というのは、他人からどう思われているかが気になったり、他人に気を遣い過ぎたりするという心理状態にあります。そのため、ノーと言えないだけでなく、大切な場面であったとしてもなかなか自分の意見を言うことができません。自分が何を話し、どう行動するかを決める優先順位が自分ではなく、他人にあるのです。

自分が本当はどうしたいのかという気持ちを抑圧し、ついつい相手に合わせてしまいます。結果として、相手によってコロコロと意見が変わり、混乱を招くということすらあるでしょう。

場合によっては、相手に合わせることが癖になっていて、自分でも気付かないうちにそ

ういう言動をしていることもあるかもしれません。しかし、無意識的にこういうことをしていると、自分でも自分がどう思っていて、何をしたいのかという自分の本音が分からなくなってきてしまいます。

何か発言したり、行動したりしようとした時に「偉そうな人だと思われたくない」「わがままだと思われたくない」というように「○○と思われたくない」というフレーズが自分の中に出てきたら周りからの評価を基準に選択している可能性があります。

【対処策】

まずは、自分の本音に気付くことが大切です。「本当はどうしたいのだろうか」と自分に問いかけてみましょう。最初は自分の本音が分からないこともあるかもしれませんが、問いかけを続けることで、少しずつ自分の本音が分かるようになってきます。

自分の本音に気付いても、いきなり相手に自分の気持ちを伝えるのは難しいかもしれません。その場合には、家でぬいぐるみに向かって練習するというのも一つの手です。その上で、本音を言いやすい相手を選んで、簡単なものから本音を伝えるようにしていきましょう。

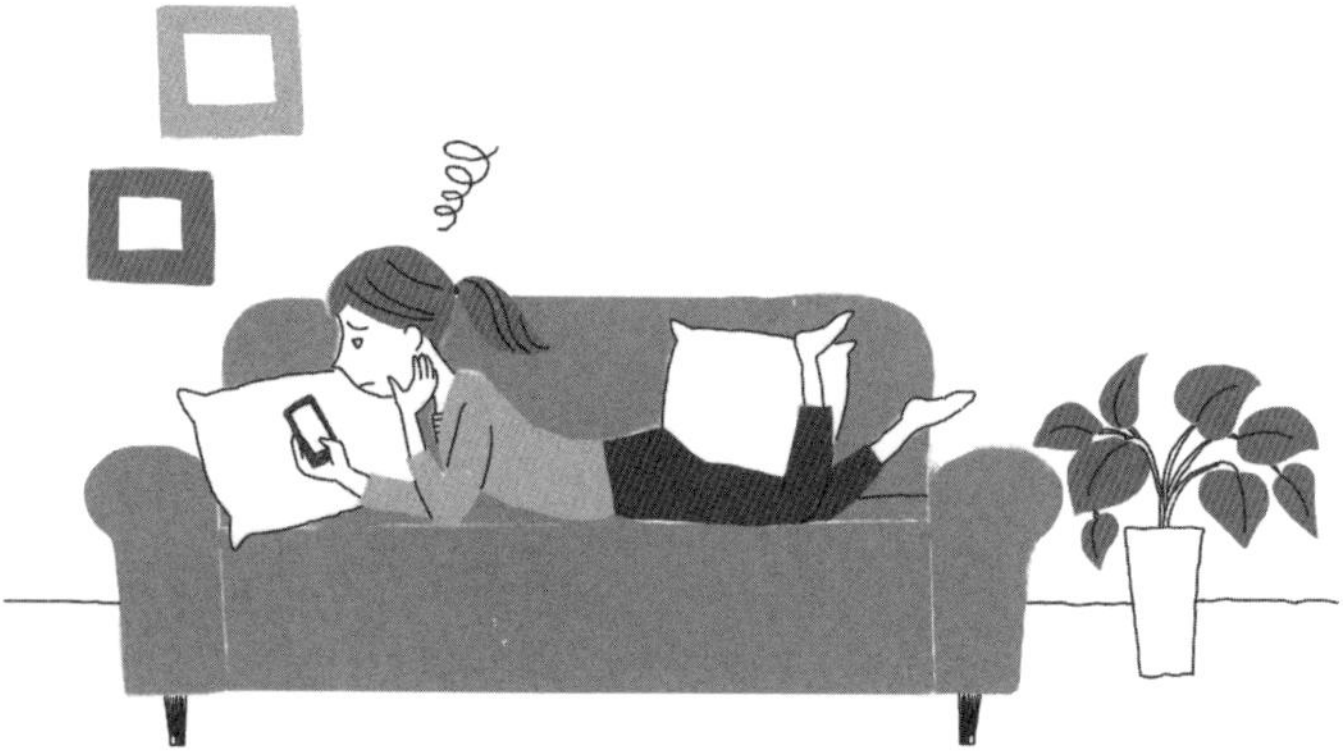

「今日も返信がないわ。私は愛されてないのかも……」

4 自尊心が低い

自分よりも他人を優先してしまうのは、自分に価値があると感じられないことから起こってきます。つまりは、自尊心が低い人です。そのため、自分を大切に扱うことが難しかったり、自分のことを好きだと感じられなかったりします。

結果として、周りの人のちょっとした言葉や態度に傷つき、過剰に反応してしまうのです。こういうタイプの人は、基本的に周りの人の反応をネガティブにとらえやすい傾向があります。

例えば恋人から数日連絡がなかっただけで「私は愛されていないのかもしれない」とか「もう私のことなんて飽きてしまったんだわ」というような飛躍した発想になることもあるでしょう。自分に自信がないので、自分がやってみたいと思っても「でも無理」「自分にはできない」などといったように、やる前からできないと決めつけてやらないということもあります。そのため、自分がやってみたいと思ったことにチャレンジできる人や運のいい人をうらやましく感じるかもしれません。

【対処策】

「自分はだめだ」とか「自分には無理」という発想が出てきたとしても、自分を非難するのはやめましょう。まずは、それでいいと受け止めてあげることが大切です。自分だけは自分の味方でいようと決めるのです。

5　反抗期がなかった、反抗心がない

反抗心がないというと良いことのように思うかもしれませんが、一概にそうとは言えません。反抗期がない理由には、二つのパターンがあります。

そもそも反抗期というのは、親の価値観から脱皮する過程で生じます。従って、小さい時から親が子どもの主張を尊重している場合、つまり親との距離感がある程度ある場合は、もともと自己主張できる環境にいるため、親に反抗する理由がありません。

一方、親の価値観から抜け出したいと思っているにもかかわらず、反抗期がないように

見える子どももいます。これは、さっきの例とは真逆で、自分の主張ができない環境にいる場合に起きてきます。子どもの時にはしゃいで大声を出すと怒られるからおとなしくしていた、といったような常に親の顔色を伺う抑圧された環境の中で育ってきたせいで、「自分はあれをしたい」という気持ちがなくなってしまっているのです。

子どもの頃に親から怒られた経験が少なくても、子どものすることに過度に口や手を出したり、親の考えや思いを一方的に押し付けたりするような過干渉な親に育てられた場合でも同じようなことが起こってきます。

親の価値観がそのまま自分の価値観になってしまい、自分の気持ちよりも親の期待に応えることが優先されてしまいます。その結果、自分の気持ちが分からなくなってしまっているのです。この場合、自分の気持ちをないがしろにしてきたわけですから、自尊心が低く、自分を大切に扱うことが難しくなります。

【対処法】

「自分は何をしたいのだろう」と自分に問いかけてみてください。初めは答えが浮かばないかもしれませんが、それはそれだけ我慢してきたということです。自分に優しく、焦らずにやっていきましょう。

6　愚痴を言わない

人の悪口や不平不満、文句を言わないことは、とても良いことのように思われています。しかし、それを手放しで良いこととするのは早計かもしれません。愚痴を言わない理由には以下の三つがあります。

一つ目は、そもそも自分の中に本当に不平不満がない場合です。二つ目は、不平不満があるけれど、あえてそのことを口にしない場合です。三つ目は、そもそも不平不満があることにすら気付いていない場合です。

不平不満がない状態というのは理想の状態ですが、誰しも不平不満の一つや二つはあるものです。自分の気持ちに気付いているけれど、状況的にあえて言わないという選択は時に必要かもしれません。しかし、友人や家族に迷惑をかけたくないから、自分のことを弱い、何も生み出さないことをする非生産的な人、甘えている人だと思われたくないからなどという理由で、どんな時でも自分の気持ちを飲みこんでいるとしたら考えものです。それだけ自分のことをないがしろにし、自分に負荷を課しています。

【対処法】

時には、差しさわりのない相手を選んで愚痴を言ってみましょう。それが難しければ、紙に書き出すというのもよいでしょう。それだけでもすっきりするものです。

自分の気持ちにすら気付いていない場合、何か自分の中でモヤモヤするものを感じたら、自分に「何か不満はないだろうか」と問いかけてみるとよいかもしれません。

②「いい人」をやめるための七つの方法

「いい人」でいる限りは、自分のことは後回しになってしまいます。そのため、自分のことを大切に扱うことができません。では、どのようにしたら「いい人」をやめることができるのでしょうか。「いい人」をやめるための方法について見ていきましょう。

1 「いい人」をやめると決める

これからどのような人生を歩んでいきたいでしょうか。今のままでいいというのであれば、「いい人」でい続けるというのも一つの選択です。自分よりも他人を優先する生活はストレスが多いとは思いますが、自分がその状態を望んでいるということが分かれば、同じ状況であっても少しは気持ちが楽になるかもしれません。

ただ自分らしく自分の望む人生を歩みたいのであれば、一歩前に踏み出すことが大切です。まずは、「いい人」をやめるということを決めましょう。

２　「いい人」でいることのデメリットに気付く

「いい人」をやめるということを決めるのに、「いい人」でいることのデメリットに気付くことが役に立つかもしれません。確かに「いい人」でいると敵は作りにくいでしょう。しかし、「いい人」でいるがために、自分の気持ちや時間、労力を犠牲にすることもあります。

例えば周りの人に気を遣って疲れてしまったり、便利な人だと思われて都合のいいように使われたり、面倒な仕事を頼まれたりなどといったようなことが起きやすいのです。

このような「いい人」でいることのデメリットが腑に落ちれば、「いい人」をやめようと決意するきっかけになるかもしれません。

３　無理だと思ったことはやんわりと断る

「いい人」は頼まれると嫌と言えず、無理なことまで引き受けてしまいがちです。例えば、今日は早く家に帰って家事を済まそうと思っていたのに同僚から「残業を変わってほしい」と頼まれて引き受けてしまったり、疲れているから週末はゆっくり休みたいと思っていたのに友達から遊びに行こうと誘われて断り切れずについつい出かけてしまったり。そういうことをしていると自分の時間と労力は奪われ、疲れてしまいます。

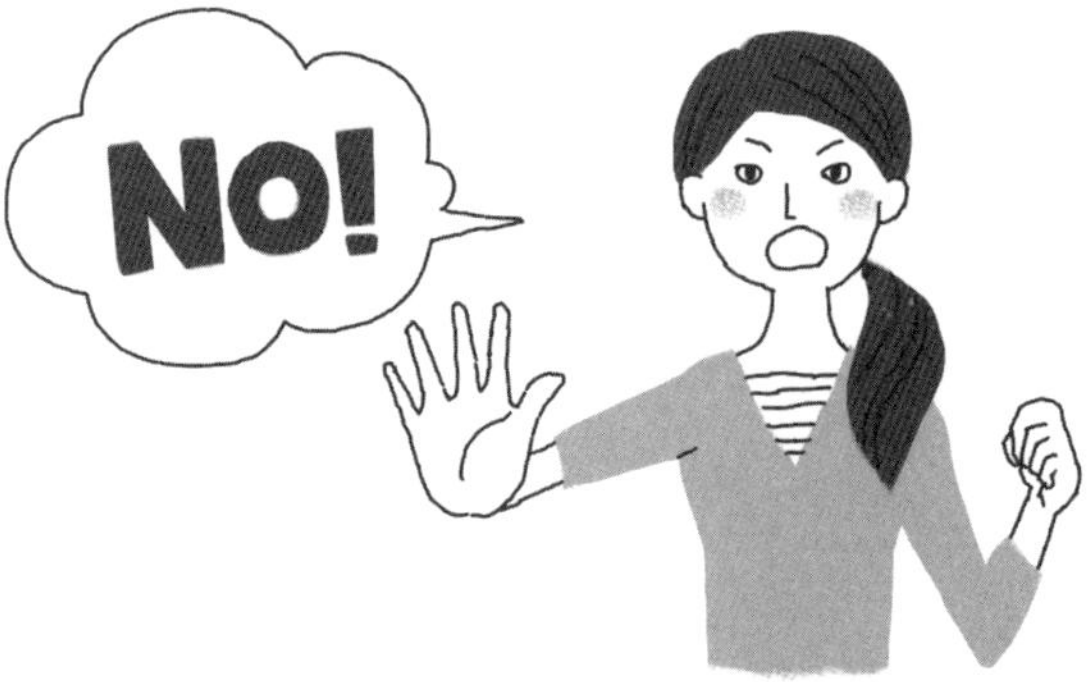

できないことは断る勇気をもつように

「いい人」はついつい自分のキャパシティーを超えて引き受けてしまいがちですが、それは場合によって満足のいく結果が出せずにかえって迷惑をかけたり、自分の評価を落としたりということになりかねません。そうなってくるとお互いにデメリットの方が大きくなってしまうでしょう。

とは言え、今まで頼まれると全て引き受けてしまっていた人にとって、断ることはハードルが高いように感じるかもしれません。頼まれたこと全てを断るというのではなく、まずは自分が引き受けられるのはどこまでなのか、その許容範囲を把握するように意識してください。そして、それを超えるものを断るようにしてみましょう。断る理由をあらかじめ考えておくと断りやすくなるかもしれません。最初は慣れないかもしれませんが、徐々に断り方もうまくなっていくものです。

４　他人を優先するのをやめる

「いい人」は、自分よりも他人を優先しがちです。そのため、人といっしょに何かを決める時に相手に判断をゆだねたり、相手の顔色を伺ったりしてしまいます。

例えば友達と食事に行く時、「私は何でもいいよ。どこ行く？　何が食べたい？」と相手の意見に従って過ごしていたのであれば、まず「自分はどうしたいのか」を考えてみて、自分の意見を伝えるようにしてみましょう。

自分の意見を言うことに慣れていないと、いきなり、「私はこれが食べたいから○○に行こう」と主張するのは難しいかもしれません。その場合には、「今日はあっさりしたものが食べたい」とか、「すごくお腹が空いているから、しっかり食べたい」とか、「○○か△△がいいかな」とか、「今日は××以外がいいな」とか、自分の希望も少しは伝えるようにするとよいかもしれません。最初は試しやすい相手から始めてみるのがよいでしょう。

５　他人と比較しない

他人は他人です。誰一人として自分と同じ人はいません。自分にないものを持っている人を羨《うらや》んだり、逆に他人が自分より劣っているところを見つけて蔑《さげす》んだりしても意味がありません。このような一時的な感情に振り回されていると精神的にも疲れてしまいます。

とは言っても、「隣の芝生は青く見える」ということわざがあるように、他人と比べてしまうのは世の常なのかもしれません。他人と比べないようにしようと思っても難しいこともあります。

そういう時は、ついつい他人と比べてしまう自分がいることを認めましょう。そういう自分にダメ出しをするのは逆効果です。ますます他人が良く思えてしまいます。目に見える結果ではなく、目的を明確にし、そちらに意識を向けるようにするとよいかもしれません。例えば、体を整えリラックスするためにヨガを始めたとします。周りの人は上手にポーズをとっているのに、自分はできないかもしれません。その時にポーズをうまくとることばかり意識していると、他の人と比べてできない自分にダメ出しをしてしまいます。そうではなく、体を整えリラックスするためにヨガをしているという目的に意識を向けるのです。そうすることで他人ではなく、自分自身にフォーカスが当たりやすくなります。

他人と比べても決して自分の幸せには結びつきません。他人ではなく、過去の自分自身と比べるようにするとよいでしょう。そして、一日の終わりに自分の良かったことを振り返るようにし、自分自身の長所に目を向けるようにしましょう。

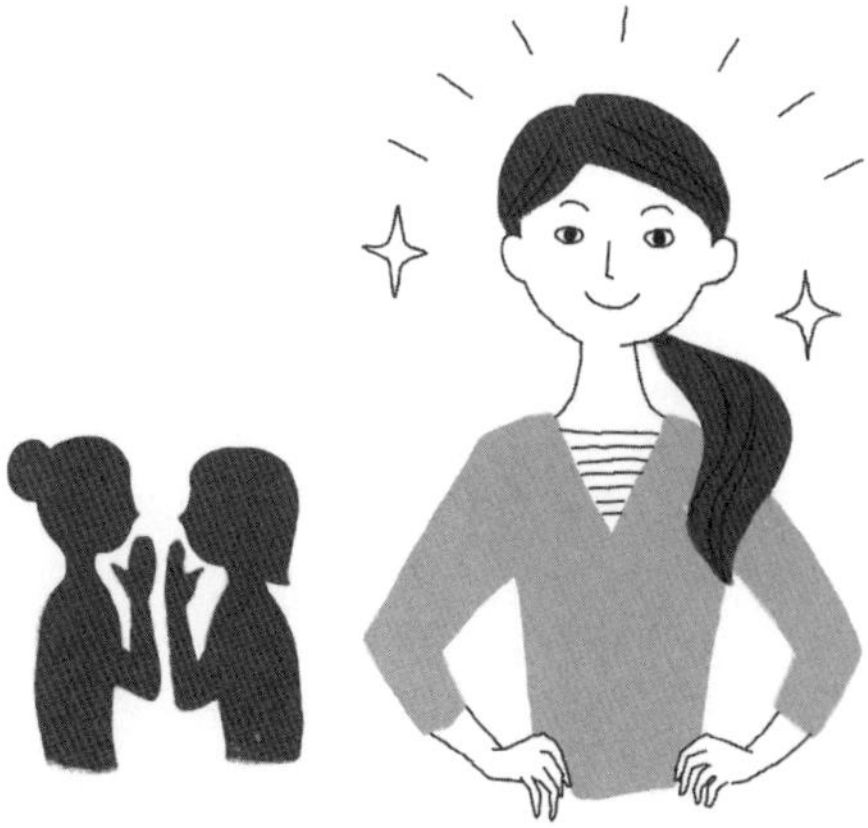

嫌われても、実はそんなに困ることはない

６　嫌われると何が困るのかを具体的に考えてみる

「いい人」をやめるためには、嫌われてもいいと思えるかどうかが重要です。とは言え、それが頭で理解できていたとしても、いきなりそう思えるようになるかというと、なかなか難しいと思います。

そこで、嫌われる勇気を持つための第一歩として、嫌われると何が困るのかを具体的に考えてみましょう。もしかすると、自分の想像の中で嫌われることへの恐れや不安が膨らんでいるだけで、特に困ることはないことに気付くかもしれません。

具体的に困ることが思いついたとしても、自分が「いい人」をやめることで本当に嫌われるのかということを検証したり、困ることが起こった時の対処策を考えたりすることで、自然と嫌われてもいいと思えるようになる可能性もあります。

7　人間関係を整理する

自分がありのままでいられる信頼できる人を見つけましょう。いきなり全ての人に対して「いい人」でいることをやめるというのはハードルが高いでしょうが、信頼できる人に対してであれば自分を取り繕わずにありのままでいられるかもしれません。そして、できれば気の合わない人や気を遣ってしまう人と会う回数を減らすなど、距離を置くようにするというのもう一つの手です。

「いい人」は「都合のいい人」「どうでもいい人」と言われることもあります。広く浅くの人間関係も良いかもしれませんが、自分にとって信頼できる人と人間関係を築いていく方が楽しい時間を過ごせるでしょう。そして、接する人が信頼できる人たちばかりになれば、自然と「いい人」でいるのをやめやすくなります。

とは言え、社会生活を送っていると、どうしても自分と合わない人と関わらないといけないことがあると思います。そういう場合でもふだん信頼できる人たちとありのままでいるという状況に慣れていると、無理してまで「いい人」でいる必要性を感じにくくなり、より自然体で過ごしやすくなるかもしれません。

「完璧主義」と「いい人」の裏には不安がある

完璧主義の人は、人に認められたい、ほめられたい、必要とされたいなどという承認欲求が人一倍強い傾向があります。そのため、失敗に対する恐れや不安が大きかったり、人の期待に応えられないと人が離れていくと思っていたりします。人から認めてもらうことで初めて自分の価値を感じられるのです。

裏を返せば、人の期待に応えられない自分、つまり完璧ではない自分には価値がないと思っています。自分自身の存在価値を承認できていないのです。

このような心理状態の背景には、躾の厳しい家庭で子どもの時にちょっとした失敗でも親に怒られたという経験があることが多いとされています。多分に大人になってから困らないようにという親の愛情からですが、結果的に子どもが萎縮し、自己否定感が強くなってしまうのです。

実際に、２０１７年にシンガポール国立大学の発表によると、厳しくしつけられた子ど

もは過剰に失敗を恐れやすくなり、失敗した自分を責めやすくなるそうです。（参考文献7）

一方、「いい人」になってしまう人は、人から良く思われたい、好かれたい、誰かといっしょにいたいという親和欲求や、自分の存在を認めてほしいという承認欲求が強いとされています。親和欲求は誰しもが持っているものですが、それが強い人は1人でいることが耐え難く、人から嫌われることに対して人一倍、恐れや不安を抱く傾向があるのです。

そして、親和欲求は恐れや不安があると特に強くなると言われています。例えば、風邪を引くなどして体調が悪い時、誰かそばにいてほしいと思うのもそうです。完全な暗闇の中では恐怖心が強くなるため、親和欲求が高まることが実験でも証明されています。そのためか、普段から不安を感じやすい人ほど親和欲求が高く、孤独や寂しさに敏感であるとも言われています。感じている不安を和らげるために他人の存在を求めるのです。

「いい人」になってしまう背景として、子どもの時に親が過干渉で問題にぶつかる前に問題の芽を排除するように働きかけていたり、親の期待を押し付けていたりすることが考えられています。親が「こっちの方がいいんじゃない?」「これにしなさい」というふうに決めてきたため、子どもの時から自分がどうしたいのかを考える習慣がないのです。代わりに、自分がどうすると親が喜ぶのだろうと親の期待に応えることを考えています。主体性や自立性が育っていないのです。

このような子どもの頃からの長年の思考の癖があったり、失敗や嫌われることへの恐れや不安を抱えたままだったりすると、頭では分かっていても1人ではなかなか完璧主義やいい人を手放すことが難しいこともあるでしょう。

そういう時は、カウンセリングで不安や恐れを解消したり、不安や恐れのもとになっている原因を探ったりするというのも効果的かもしれません。

第4章

不安を解消してストレスを減らす

変化を恐れるメカニズム

変化を恐れるのは人間の本能だと言われています。ストレスの程度を測定する方法に、ワシントン大学精神科のホームズ教授らが開発した、生活上の出来事におけるストレスを数値化した社会的再適応評価尺度（表3）というものがあります。それによると、個人的な輝かしい成功という一見ポジティブに思えるものにさえストレスを感じるようです。これが上司とのトラブルよりもストレスが高いというから驚きです。このような変化への怖れに関して、一説には人類の遺伝子に深く刻み込まれているのではないかとも言われています。

大昔、人間がまだ狩りをして生活をしていた時代には、新しい獲物を求めて未開の地に行くことは大きなリスクをはらんでいました。と言うのも、そこにどんな危険が潜んでいるのか分かなかったからです。当然、命の危険性すらあったでしょう。そのため、その時代に生き残るための最善の策は、すでに安全だと分かっていることをする、つまり現状維持でした。

表３ ホームズの社会的再適応評価尺度　（Holmes & Rahe,1967）

順位	ライフイベント	LCU得点	順位	ライフイベント	LCU得点
1	配偶者の死	100	23	息子や娘が家を離れる	29
2	離婚	73	24	親戚とのトラブル	29
3	夫婦別居生活	65	25	個人的な輝かしい成功	28
4	拘留	63	26	妻の就職や離職	26
5	親族の死	63	27	就学・卒業	26
6	個人のけがや病気	53	28	生活条件の変化	25
7	結婚	50	29	個人的習慣の修正	24
8	解雇・失業	47	30	上司とのトラブル	23
9	夫婦の和解・調停	45	31	労働条件の変化	20
10	退職	45	32	住居の変更	20
11	家族の健康上の大きな変化	44	33	学校を変わる	20
12	妊娠	4	34	レクリエーションの変化	19
13	性的障害	39	35	教会活動の変化	19
14	新たな家族構成員の増加	39	36	社会活動の変化	18
15	仕事の再調整	39	37	1万ドル以下の借金	17
16	経済状態の大きな変化	38	38	睡眠習慣の変化	16
17	親友の死	37	39	団らんする家族の数の変化	15
18	転職	36	40	食習慣の変化	15
19	配偶者との論争の回数の変化	35	41	休暇	13
20	1万ドル以上の借金	31	42	クリスマス	12
21	担保、貸付金の損失	30	43	些細な違反行為	11
22	仕事上の責任の変化	29			

LCU: Life Change Unit

［資料］大阪府立公衆衛生研究所　精神衛生部

とは言え、いつもの場所に獲物がいるとは限りません。獲物を求めて危険を冒すということも時には必要だったでしょう。そういった危険を冒す時にストレス反応は有効に働きました。ストレス反応のおかげで素早く身を守ることができたのです。例えば、危険をいち早く察知したり、危険が起きた時に全力で逃げたり、敵を攻撃したり、けがを負ったときに出血を防いで最小限の痛手ですむように働いたりしていました。つまり、ストレス反応は、緊急時のために体を準備する反応とも言えます。

狩猟採集の時代には変化を恐れ、ストレス反応が生じることは、命の危険から身を守るという点でとても意味があることでした。しかし昔のような身の危険がない現代ではどうでしょうか。よほど特殊な環境に身を置いていない限り、ストレス反応にその時代のような危険から身を守るというメリットはあまりないでしょう。むしろ現代のような変化の激しい時代に、変化を恐れるメカニズムがあることのデメリットは大きいかもしれません。

では私たちはどの程度、変化を恐れているものなのでしょうか。このことが最初に報告されたのが１９６８年。社会心理学者のロバート・ザイアンスによるものでした。彼によると人は自分が見たものがたとえ自分の記憶の中に残っていなかったとしても、過去に見たことがあるものを好む傾向があるそうです。

彼は、大学生に12人の知らない人物の顔写真を見せて、好感度とその人物の写真を見た回数が関係しているのかどうかを調べました。すると、写真を見た回数が多いほど好感度が高かったのです。これは単純接触効果（ザイアンス効果）とも呼ばれています。しかも、自分がその人物の写真を見たという認識がなくても単純接触効果が起こってくることがその後の研究で分かっています。

これは何も人物に限ったことではありません。例えば広告。これも目にする頻度が多いほどその商品だけでなく、そのブランドも好きになるそうです。

慣れ親しんだものを好む理由の一つとして、私たちは知らないものに対して恐れを抱くからだということも分かっています。霊長類には、よそ者に対する恐れがあると言われています。そのせいか集団生活をしているニホンザルは、その群れに来た新参者に対しては冷酷です。そのため、群れの中に新参者が入ることは、なかなか難しいそうです。限られたエサで生活する野生のニホンザルであれば、それもうなずけることでしょう。

しかし、このよそ者に対する恐れは単に自分の安全を確保することからくるものではないようです。と言うのも、ニホンザルはエサを採りに行ったり、外敵から身を守ったりする必要もない動物園という守られた環境であってさえも、新参者には非常に冷酷になるのです。

よそ者に対する恐れは、生まれてから学習される部分もありますが、基本的に生まれながら持っているものではないかと考えられています。人はサルよりも理性的なので、すでに出来上がったグループの中に入って仲良くやっていくということも、何なくできるかもしれません。しかし、その状況は意外とストレスがかかっているかもしれません。実際にすでに出来上がったグループの中に初めて行く時に緊張する経験をした人も多いのではないでしょうか。

このように人というのは変化を恐れ、不安を感じるものです。そのため、「完璧主義」や「いい人」を手放して自分らしく生きたいと思っても、不安や恐れが邪魔をしてしまうかもしれません。では、そういう場合はストレスに対してどのように対処したらよいのでしょうか。

ストレスを解消するために日常の生活の中で簡単に取り入れられるのが、呼吸と睡眠と運動です。これらを見直すことが、不安やストレスを減らし、免疫力を上げることにつながってきます。

不安を減らす三つの方法　その１：呼吸

１　深呼吸で自律神経を整える

深呼吸は自律神経を整えるのに有効です。筋肉を支配する末梢神経には自分の意思で筋肉を動かすための随意神経《ずいいしんけい》と自動的に筋肉を動かす自律神経の二つがあります。

例えば歩いたり、話をしたり、ご飯を食べたりなど私たちが何か行動をする時、脳から出た指令が末梢神経を介して顔や手足などに伝わり、筋肉を動かします。急いでいる時に歩く速度を速めたり、赤信号になったら歩くのをやめたりできるのは、私たちがそれらの筋肉を意図的に動かすことができるからです。このように意識的に動かす筋肉に指令を伝えている末梢神経が随意神経です。

それに対して自律神経が支配している心臓や腸管の筋肉は自動的に動き、意図的に動かすことはできません。そのため眠っている時も休まず心臓を動かしたり、呼吸をしたりすることが可能です。その代わりに、ちょっと今回は消化を速めるために腸を動かしてとか、ここはもう少しゆっくりと心臓を動かしてとかいうふうに意図的にその動きをコントロールできる人はいないでしょう。

このように意図的に働かせることが難しい自律神経ですが、その唯一の例外が呼吸です。私たちは、眠っている時でも規則正しく呼吸をしています。一方、自分の意思で深くゆっくりと呼吸をしたり、浅く速く呼吸をしたりということも可能です。

これは、呼吸に関わる筋肉が自律神経だけでなく、随意神経にも支配されているからこそできることです。そのため、意識的に呼吸をすることで自律神経を刺激することができます。例えばゆっくり深く呼吸すると副交感神経が刺激され、リラックスした状態になります。一方、速い呼吸をすると交感神経が刺激され、体は活動モードになるのです。

現代社会は、携帯電話やタブレット、パソコンなどをよく使うため、呼吸が浅くなってしまっている人が多いとされています。それが更に新型コロナウイルス感染症対策としてマスクをつけることになって、さらに呼吸が浅くなっていると言われています。そのため、リラックスした状態になるには今まで以上に深くゆっくりとした呼吸をすることを意識する機会を持つことが大切です。

深呼吸の具体的なやり方について説明します。

a 身体の力を抜くように意識しましょう。その状態のまま、おへその下あたり（丹田）

から長くゆっくりと息を吐きます。慣れないうちは、その場所に手を当てた方がやりやすいかもしれません。長くゆっくり息を吐くのが難しければ、口をすぼめるようにしてみるとよいでしょう。お腹の空気をすべて吐き切るつもりでやりましょう。

b　息を吐き切って下腹部が限界まで凹んだら、次は下腹部に空気を入れて膨らませるイメージで息を吸っていきます。できるだけ自然に鼻から息を吸うようにしましょう。

c　めいっぱい息を吸ったら、今度は3秒ほど息を止めます。その後、再び息を吐いていきます。

a～cを5分繰り返します。できれば、呼吸に合わせて体の緊張がほぐれ、リラックスしていくイメージを浮かべるようにするとより効果的です。

2　鼻呼吸で免疫力を上げる

呼吸は大きく鼻呼吸と口呼吸に分けられます。哺乳動物の中で口呼吸をするのは人間だけです。そもそも哺乳動物にとって、口は食事をするためのもの、鼻は息をするためのものでした。しかし、人類への進化の過程で言葉を発するようになり、口でも呼吸ができるようになったとされています。つまり、鼻呼吸が人間本来の自然な呼吸法なのです。

そのため、鼻で呼吸をすることには生体を維持するためのいろいろなメリットが備わっています。その中でも重要なのが外敵から身を守ることです。

例えば鼻からの空気の通り道にある鼻毛は邪魔者扱いされがちですが、ちゃんとした役割を持っています。その役割の一つがフィルター機能です。鼻毛は小さなごみや化学物質、細菌やウイルスを絡め取って、のどや肺まで届かないように防いでくれています。そして、鼻毛のもう一つの役割が乾燥を防ぐことです。鼻の穴の中を通る空気を温め、湿度を上げて、温度や湿度を一定に保って、鼻の粘膜を守り、乾燥を防いでくれています。

また、鼻呼吸には脳を効率よく冷やすという働きがあります。脳は13~20ワットの熱を産生していますが熱に弱いため、激しい運動などで体温が上昇した時に守られるための冷却装置が備わっています。そして、鼻がその重要な役割を担っています。鼻の穴の奥のところは脳を包んでいる頭蓋骨の底の部分と接しています。そのため、呼吸をして鼻の間を冷たい空気が通る時に脳の底部にある血管を流れる血液を冷やします。その冷やされた血液が脳幹部を中心に脳全体に流れ、脳全体を冷やしてくれるのです。

一方、口呼吸をすると病原体などの異物をいっぱい含んだ冷たく乾燥した空気が直接、のどに当たることになります。更に、口呼吸によって口の中は乾燥しているので、ウイルスや細菌などの病原体が繁殖しやすい状態になっています。つまり、口呼吸は、病原体に対して「住み心地の良い勢力を伸ばしやすい環境を整えておいたので、どうぞいつでも入ってきてください」と言わんばかりの状況を作り出します。

そう考えると口呼吸によって病気を引き起こすことがあるというのも納得がいくでしょう。また、マスクをすることで口呼吸になりやすいということが指摘されています。口呼吸になったとしてもマスクをしていれば外敵も入ってこないし、乾燥もしないから大丈夫と思うかもしれません。しかし口呼吸が習慣になってしまうと、それ以外にも様々な問題を引き起こすことが分かっています。

●口呼吸がもたらす五つの問題

（1）唾液の減少

口呼吸によって口やのどが乾燥すると唾液の量が減少し、さまざまな問題を引き起こします。とはいえ、ふだんの生活で唾液の量を意識することはあまりないかもしれません。唾液が減ることの一番の問題は菌が繁殖しやすくなることです。

そのため、虫歯や歯周病にかかりやすくなったり、口臭がひどくなったりといった問題が出てきます。それ以外にも、のどやリンパが炎症を起こしやすくなります。意外なところでは、身体が緊張状態と勘違いして、睡眠中も身体が休まらないということもあるそうです。

(2)免疫力低下

口呼吸によって唾液の量が減ると免疫防御機構を持つ扁桃リンパ組織に影響が及び、免疫力が低下します。口呼吸は、先に述べたような病原体が侵入し、繁殖しやすい状態を作ります。それに加えて、その病原体と闘う力も低下するわけですから、感染症にかかりやすくなることが容易に想像できるでしょう。それ以外にも、口呼吸による免疫力低下によって気管支喘息やアレルギーが発症しやすくなることが分かっています。

(3)舌や口の筋肉の筋力低下

舌や口の筋力が低下すると、舌の位置が下がり、歯並びが悪くなったり、噛み合わせが悪くなったりして、姿勢が崩れてきます。それだけでなく、顔がゆがんだり、たるみやしわ、二重あごの原因にもなるそうです。

最近では、アレルギー性鼻炎や扁桃腺肥大によって口呼吸をしている子どもが増えています。そのせいで、出っ歯になったり、歯がバラバラな方向に生えたり、上の前歯と下の前歯の間にすき間ができたりという問題も出てきています。子どもの時から口呼吸でいると濃い味を好むようになるといったように味覚にも影響がでるそうです。

クチャクチャと音を立てて食べる、硬い食べ物が苦手、舌足らずな発音をするといった症状がある場合には、舌や口の筋肉の筋力が落ちている可能性があるので要注意です。

（4）血液中の二酸化炭素の濃度低下

口呼吸によって必要以上の二酸化炭素が吐き出され、血液中の二酸化炭素濃度が低下すると言われています。血液中の二酸化炭素濃度が低くなると代謝が低下し、太りやすくなったり、疲れやすかったりするだけでなく、疲れが取れにくくなったり、不安になったりしやすくなります。

というのも、二酸化炭素濃度が低くなると動脈が収縮して細くなるため、末梢の血液循環が悪くなったり、臓器へ十分な酸素がいきわたりにくくなったりします。それだけでなく、酸素を運んでいる赤血球が細胞近くの毛細血管のところで酸素を手放しにくくなってしまうのです。つまり、細胞に運ばれてくる酸素の量が少ないうえに、細胞に到達してもその酸素をしっかり握って離さないということが起こっています。そのため細胞全部に酸素が十分に届かなくなり、肥満や疲労などをきたすことになるのです。

（5）脳の慢性疲労

口呼吸をしていると注意力が低下したり、学習能力が落ちたり、仕事の効率が悪くなったりすると言われています。これは、口呼吸によって脳が慢性的に疲れるために起こってくるとされています。このような脳の疲労は特に前頭葉で目立つそうです。前頭葉は人類で最も発達した脳の場所としても知られ、さまざまな認知機能を司っています。

歯科医師である佐野真弘氏らは口呼吸で注意力や学習能力が低下する原因を調べるために、口呼吸の時と鼻呼吸の時の脳の活動の違いを近赤外線を使って調べました。すると、鼻呼吸よりも口呼吸の方がより前頭葉で多く酸素を使っていたのです。（参考文献 Sano et.al. Increased oxygen load in the prefrontal cortex from mouth breathing: a vector-based near-infrared spectroscopy study. Neuroreport. 2013 Dec 4;24(17):935-40）つまり、口呼吸の方がより前頭葉が働いていました。結果として、口呼吸だと前頭葉が休まらず、慢性的に前頭葉が疲れている状態になりやすくなるのです。

●口呼吸チェックリスト

成人の2人に1人が口呼吸だと言われています。口呼吸になっていないか、チェックしてみましょう。

□いつも口を開けている。
□口を閉じると、あごにしわやふくらみができる。
□朝起きたとき、のどがヒリヒリと痛む。
□唇がよく乾く。
□激しい運動をしている。
□よく風邪を引く。

一つでもチェックがあった人は口呼吸をしている可能性があります。

●口呼吸を鼻呼吸にするには

では、口呼吸を鼻呼吸にするにはどうしたらよいのでしょうか。

口呼吸は口の周りや舌の筋力不足から起こってくると言われています。

①口呼吸によって衰えている舌や口の筋肉を鍛える

具体的には、「あ～、い～、う～、べ～」と口や舌を大きく動かす運動をするのがお勧めです。これは「あいうべ体操」と呼ばれています。とくに声を出す必要はありません。1日30回を目安に行なうとよいでしょう。

②眠るときに口が開いてしまわないように口をテープで止める

くれぐれも肌に負担がかかるようなテープは選ばないようにしてください。途中でテープがはがれてしまっても構いません。

不安を減らす三つの方法　その2：運動

体を動かすことは、ストレス解消にとって重要です。厚生労働省が発表した「健康づくりのための身体活動基準2013」でも、運動することには将来的な病気を予防する効果があると指摘されています。それだけでなく、運動することで気分転換になったり、ストレスが解消されたりして、心の健康につながるとも言われています。

とは言え、現代社会は体を動かす機会が減ってきているのも事実です。交通機関が発達し、ネットでいろいろなものを買うことができます。便利な世の中になったのはよいのですが、その代わりに1日の平均歩数が減ってきてしまいました。2003年から2018年の15年の間だけでも男性で700歩、女性で800歩ほど1日の平均歩数が減っているそうです。理想の1日の平均歩数は、成人男性で9000歩以上、成人女性で8500歩以上とされていますが、2020年1月の時点で成人男性が6794歩、成人女性が5942歩と理想に遠く及んでいないのが実情です。最近では、ウーバーイーツ、テレワークなどで、ますます歩く機会は減っています。

免疫力を高めるという意味でも運動は重要です。適切な運動は感染症やガンを予防する効果があると言われており、それに対する科学的な裏付けも集まってきています。

運動の習慣があると初めての場所に行くことにためらいが少なく、より行動的になり、不安からも解放されやすくなることが、プリンストン大学の研究者たちによるマウスの実験からも証明されています。（参考文献8）

この効果はおそらく運動によって脳の神経細胞が作られたからではないかと考えられています。実際、運動の習慣があったマウスでは脳の興奮を鎮め、リラックスする作用のあるγアミノ酪酸（GABA）を出す神経細胞も多く見られたのです。

実際に、マウスをストレスにさらしてみると、運動の習慣があるかどうかでストレスに対する反応に違いが見られました。具体的には、マウスを5分間冷水の中に置いてみました。ストレスがかかった直後こそ運動習慣の違いによる差は見られず、どちらのマウスも興奮状態になりました。ところが、その後、運動の習慣があったマウスでは、すぐに恐れと不安がなくなり、ストレスによる影響が長くは続かなかったのです。たくさんの数の脳の神経細胞がＧＡＢＡを放出し、すぐに恐れや不安を鎮めることができたのでしょう。一方、運動の習慣がなかったマウスは長い間、不安に悩まされることになりました。

脳の活動を活発にすることと、脳の興奮を抑えることは相反するかのように思うかもしれませんが、運動をすることはその両方に効果的だったのです。

誰しも多少なりとも新しいことを行なう時には、恐れや不安があるものです。何か新しいことにチャレンジしなかったとしても、日々の生活の中でいろいろなことが起こってきます。いつもと違う状況になって不安や恐れが出てきたとしても、それをすぐに解消できれば、ストレスが少なく過ごせるのではないでしょうか。

先の実験が示すように、運動をすることでストレスを解消する効果があるのは事実ですが、自分の体のことを理解することなく運動するというのは考えものです。と言うのも運動もやり過ぎると逆効果になってしまいます。

実は、激しい運動やトレーニングは免疫力を弱め、炎症やアレルギーを悪化させると言われています。現にマラソンやトライアスロンなどの持久力が必要な過酷な運動の競技で

は、競技が終わってから2週間の間に、50～70％の選手に風邪のような症状が見られたそうです。（参考文献9）

これは、長時間の激しい運動によって病原体を排出する力が弱くなることで起こってくると考えられています。これは口やのどが乾燥したり気道が冷えたりすることで起こってきます。乾燥や冷えによって異物を除去するために働いている気道の線毛の運動が弱くなってしまうのです。

それだけでなく、激しい運動は第2章で述べた免疫の三つの防御壁全てに影響を与えることが分かっています。

最初の防御壁である物理的・化学的防御に関して言えば、粘膜免疫の主役であるIgAの唾液中の濃度が低くなります。つまり粘膜から異物が侵入しやすい状態になっているということです。

次の防御壁である自然免疫に目を向ければ、体内をパトロールして異物を処理するNK細胞の数が減ったり、機能が低下したりします。

さらに、最後の防御壁である獲得免疫で重要な働きをするT細胞の機能が一時的に弱まります。

激しい運動は三つの防御壁に影響を与えるだけでなく、免疫を抑える作用があるホルモンやたんぱく質を分泌することも分かっています。

では、運動強度によってどのように免疫系が変わるのかを詳細に見ていきましょう。運動を始めた時に最も敏感に反応するのがＮＫ（ナチュラルキラー）細胞です。ＮＫ細胞は自然免疫で重要な役割を果たし、ウイルスやガン細胞を処理しています。短時間・高頻度の運動をすると血液中のＮＫ細胞の数が運動を始めた直後に平均６倍まで増加し、運動終了後には運動する前の約半分まで減少します。また１時間以上続く持久性の運動の後では、ＮＫ細胞の数は運動前より減少し、回復するのに数日から１日を要します。つまり、ＮＫ細胞の数が回復するまでの期間は、ウイルスやガン細胞を処理する能力が低下しているということです。

ＮＫ細胞ほどではないですが、運動は獲得免疫で重要な役割を果たしているヘルパーＴ細胞やキラーＴ細胞にも影響を与えます。適切な運動であればヘルパーＴ細胞もキラーＴ細胞も増えるのですが、激しい運動になるとその数は減ってしまうのです。２時間以上のランニングでは半減すると言われています。

つまり、免疫力やストレスという観点からみると、運動は大切だけれどやり過ぎは禁物ということです。適切な運動量というのは人によって違います。翌日に疲れを残さない程度というのを目安に行なうとよいでしょう。

当院では、バランスの整った体作りに自然につながるように作られた、センスアップワークを診療の中に取り入れています。センスアップワークは臨床心理士で『日本一わかりやすいマインドフルネス瞑想』の著者であり、大手フィットネスクラブでマインドフルネスとヨガのコンテンツ開発や企業研修にて、瞑想ボディーワークなどの指導を行なっている株式会社ＢＬＵＥ　ＪＩＧＥＮ代表の松村憲氏が「誰にでも簡単に心身を整えられる」をコンセプトに開発したものです。実際に体験した方からは、リラックスだけでなく、身体が全体的に整ってくる感覚、心身の調和、元気になってくるといった感想をいただいています。

通常は50分くらいのものですが、ここでは全体で10分ほどのデイリー版のやり方をご紹介します。

運動A

1 足を少し開いてまっすぐに立ちます。

2 息を吸いながらゆっくりと右手を上に上げ、指先を上へ伸ばします。体の伸びているところを意識しながら呼吸をします。

3 息を吐きながら右手を下ろします。

4 息を吸いながらゆっくりと左手を上に上げ、指先を上へ伸ばします。体の伸びているところを意識しながら呼吸をします。

5 息を吐きながら左手を下ろします。

6 1～5をもう一度繰り返し行ないます。

7 息を吸いながらゆっくりと両腕を上に上げます。できる範囲内で指先を上へ伸ばし呼吸をします。

8 息を吐きながら腕を下ろします。

9 7と8をもう一度繰り返します。

体の力を抜いて楽にします。

●運動 A

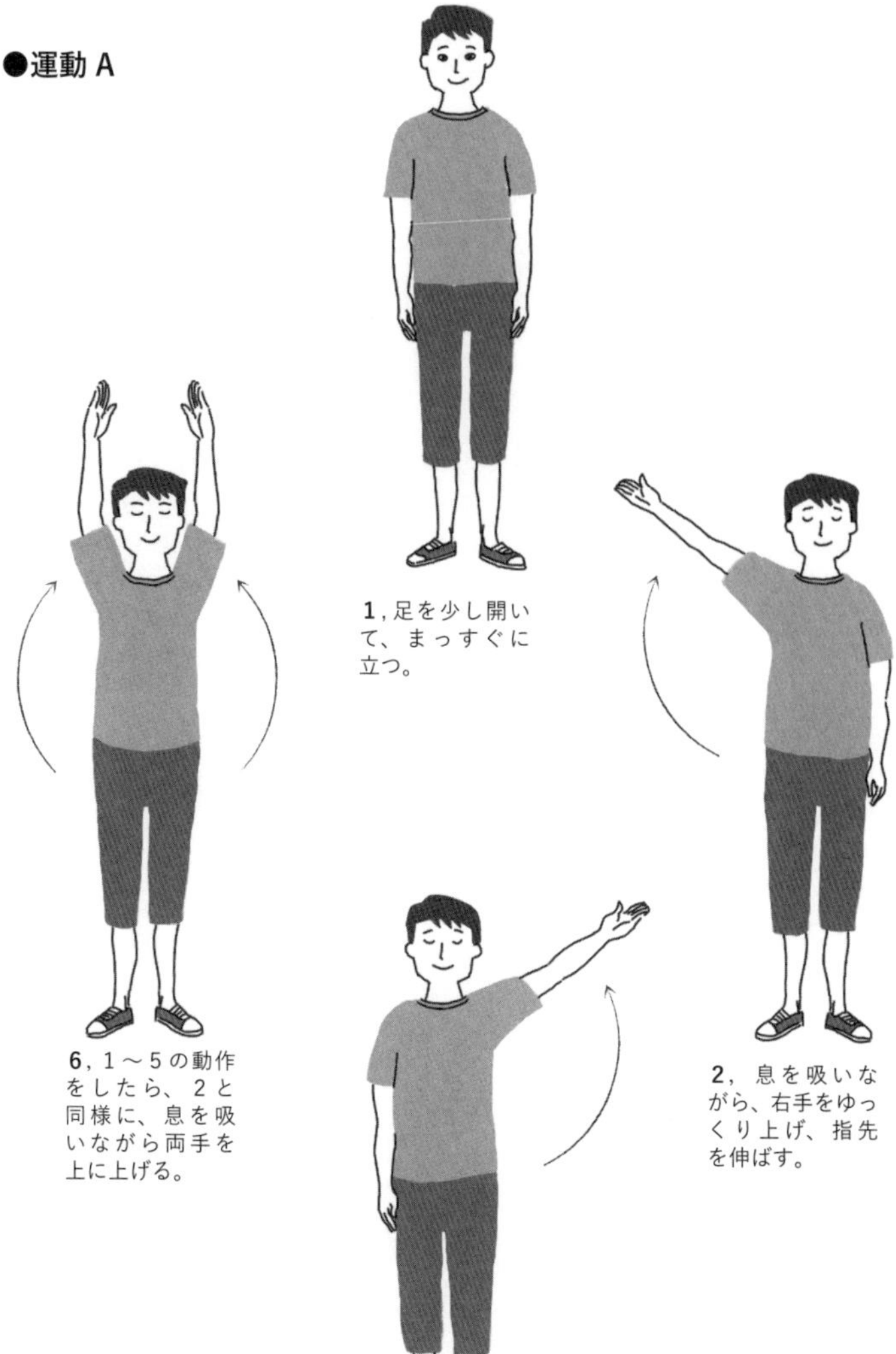

1, 足を少し開いて、まっすぐに立つ。

2, 息を吸いながら、右手をゆっくり上げ、指先を伸ばす。

4, 右手を下ろしたら、２と同様に、左手を上げて、指先を伸ばす。

6, １～５の動作をしたら、２と同様に、息を吸いながら両手を上に上げる。

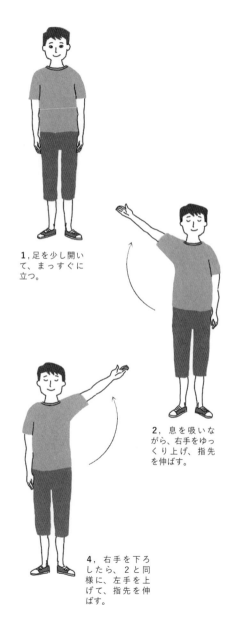

運動B

1 骨盤の前のあたり両手を置いて、息を吐きながら両手を太ももに沿わせて下ろしていき、膝の上に両手を置きます。（膝が伸びなければ無理せず曲がったままでかまいません。）

2 膝を少し押すようにしながら膝の伸びを感じます。体を前に倒して、呼吸をしながら伸びているところを感じるようにします。

3 息を吸いながら両手を太ももに沿わせながら上げていきます。

4 そのまま、両手をおしりの脇に置きます。お腹を伸ばして胸を開いて上を見ます。

（そる時にお尻に力が入るのを手で確認するようにしましょう）

5 息を吐きながらゆっくりと元に戻ります

6 1～5をもう一度繰り返します。

体の力を抜いて楽にします。

●運動Ｂ

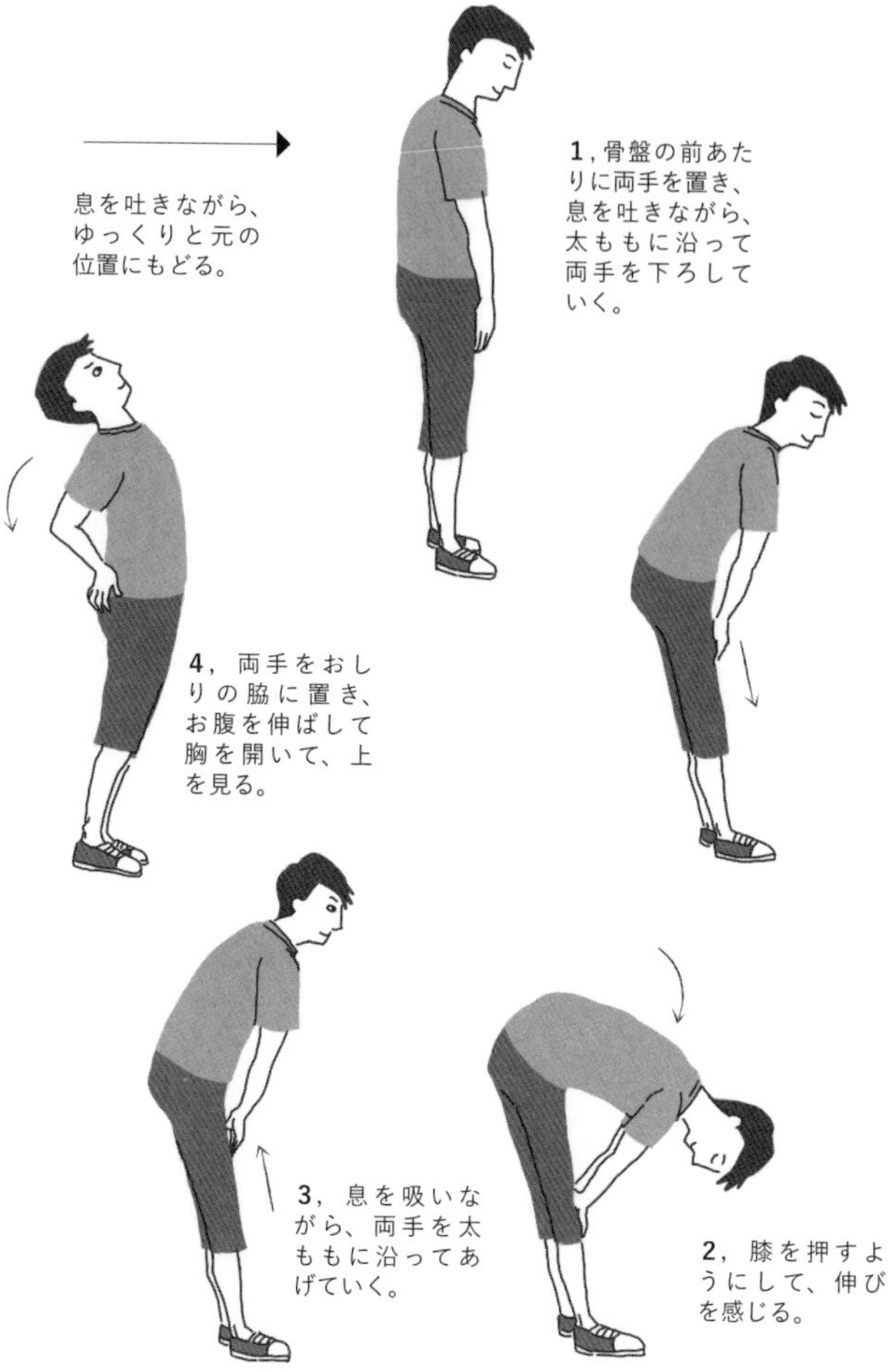
1,骨盤の前あたりに両手を置き、息を吐きながら、太ももに沿って両手を下ろしていく。

2,膝を押すようにして、伸びを感じる。

3,息を吸いながら、両手を太ももに沿ってあげていく。

4,両手をおしりの脇に置き、お腹を伸ばして胸を開いて、上を見る。

息を吐きながら、ゆっくりと元の位置にもどる。

運動C　つま先立ち

1 息を吸いながら両手を前方から上にあげ、つま先立ちをして、体を伸ばします。身体全体を伸ばし、開いていくような感じです。

2 息を吐きながら両手を下ろし、楽にします。

3 1と2をもう一度繰り返します。

余裕があれば、つま先立ちをした時に、足の親指の付け根や小指の付け根もバランスを見て意識するようにします。

●運動C

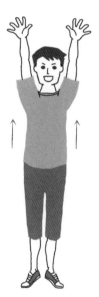

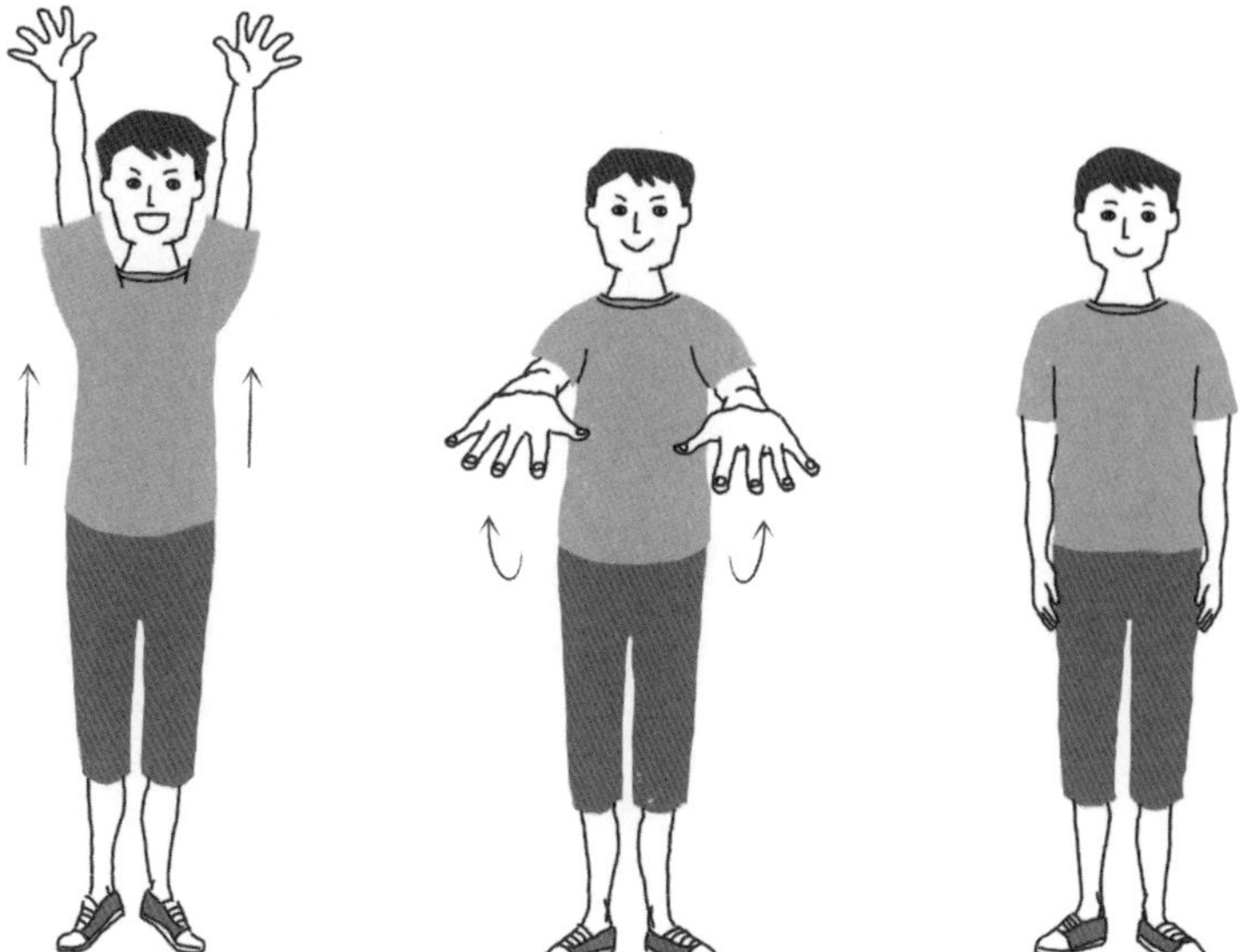

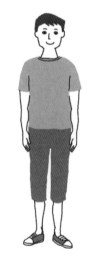

1，息を吸いながら両手を上げ、
つま先立ちになる。

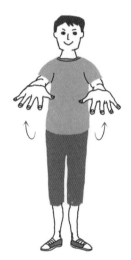

2，息を吐きながら、
両手を下ろし、

楽な姿勢にもどる。

運動D　首の運動

1 息を吐きながら、あごを胸の方に引き寄せます。呼吸をしながら首の後ろがどんな感じがするか、伸びている部分を意識します。

2 吸う息で正面に戻り、そこから上を見ていきます。首の前面が伸びていくのを感じます。息を吐いて正面に戻ります。

3 息を吐きながら、右の耳を肩に近づけます。左の首筋が伸びていくのを感じながら呼吸をします。息を吸って正面に戻ります。

4 息を吐きながら、左の耳を肩に近づけます。右の首筋が伸びていくのを感じながら呼吸をします。息を吸って正面に戻ります。

5 首を回していきます。息を吐きながらあごを胸の方に引き寄せます。ゆっくりと左右2回ずつ首を回します。首を回しながら首のどのあたりにどのような感じがするのか、どこが伸びているのを意識します。終わったら正面に戻ります。

●運動D

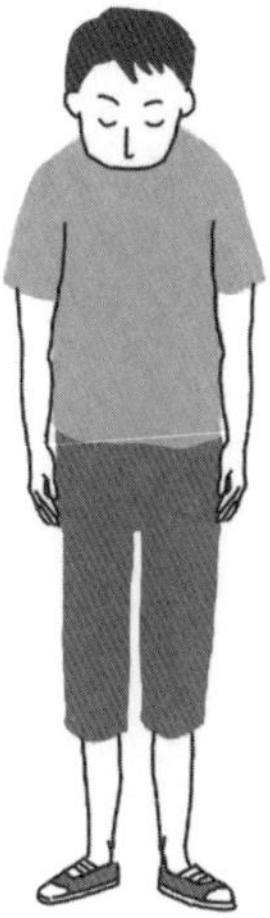

1，息を吐きながら、あごを胸の方に引く。

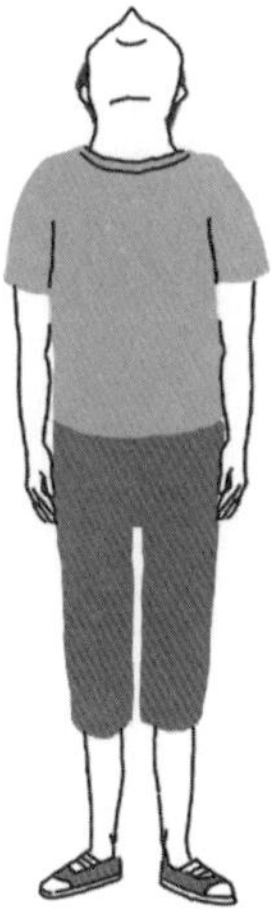

2，息を吸いながら、上を見る。

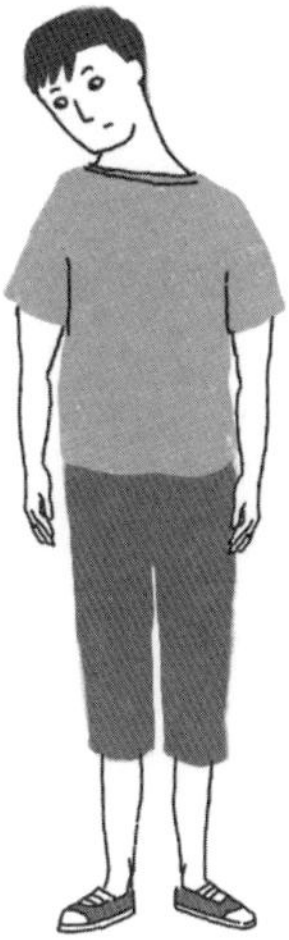

3，息を吐きながら、右の耳に肩を近づける。

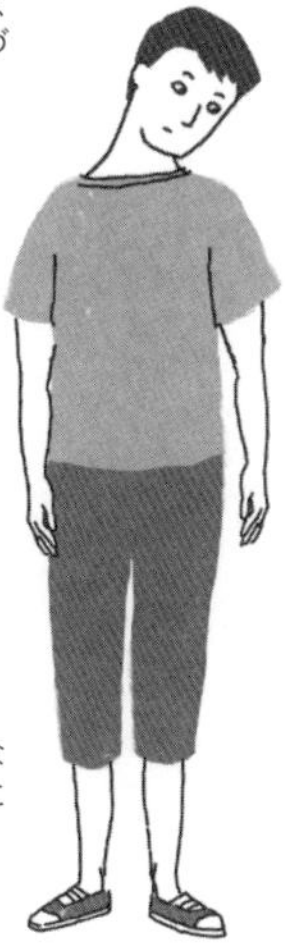

4，息を吐きながら、左の耳に肩を近づける。

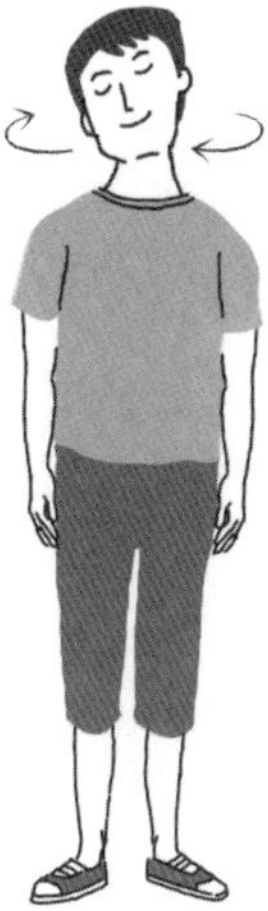

5，首を回し、息を吐きながら、あごを胸に近づける。

運動E　上体をねじる運動

1 胸の前で手を重ねます。

2 息を吐きながら、右の肩から後ろを見るように上体をひねります。

3 そこで呼吸をします。目線を遠く後ろに持っていき、体のどの辺に効いているのか意識します。

4 息を吸いながら正面に戻ります。

5 息を吐きながら、左の肩から後ろを見るように上体をひねります。

6 そこで呼吸をします。目線を遠く後ろに持っていき、体のどの辺に効いているのか意識します。

7 息を吸いながら正面に戻ります。

8 重ねた手を反対にして、2〜7を繰り返します。

●**運動 E**

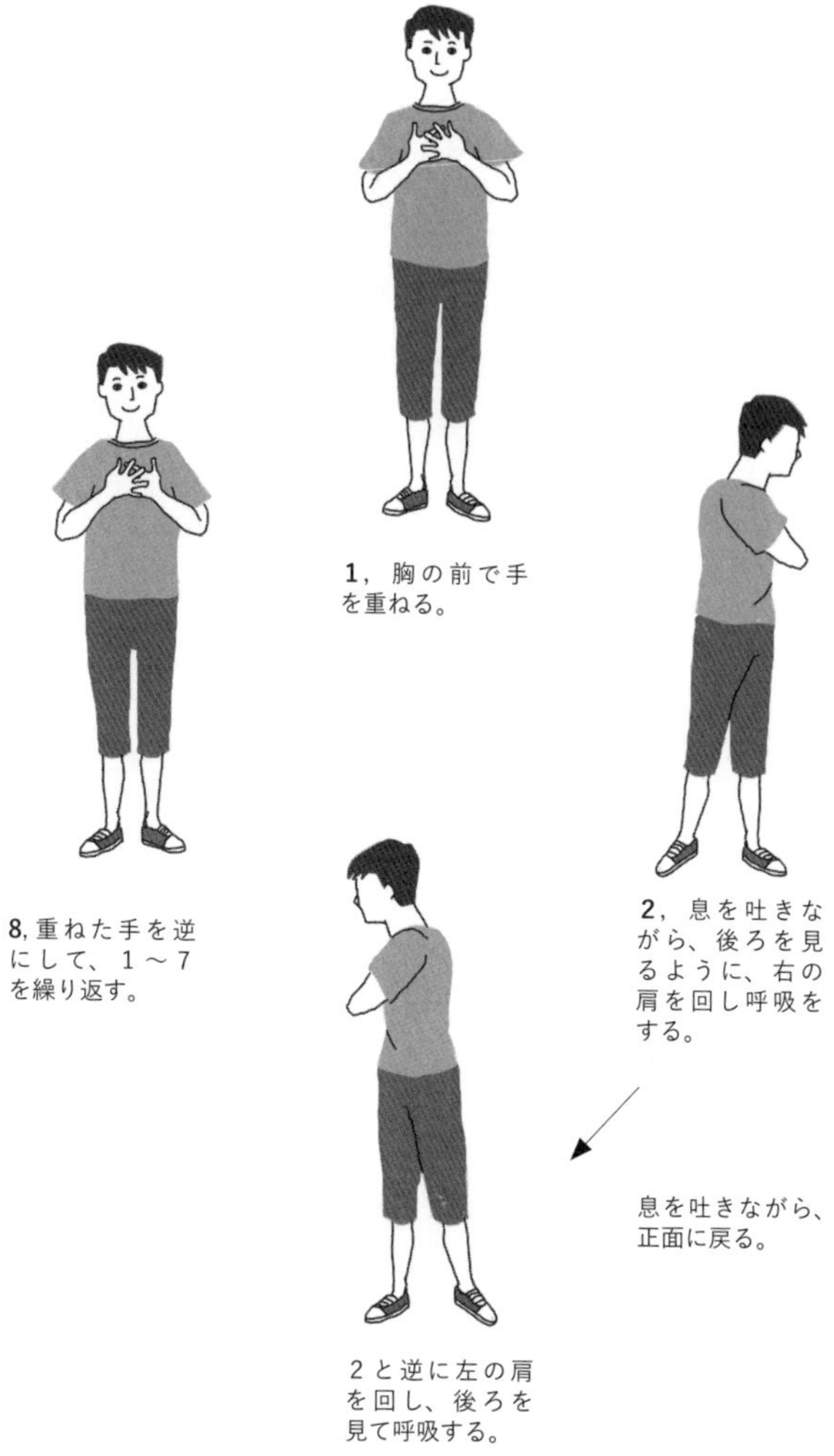
1，胸の前で手を重ねる。
2，息を吐きながら、後ろを見るように、右の肩を回し呼吸をする。
息を吐きながら、正面に戻る。
2と逆に左の肩を回し、後ろを見て呼吸する。
8，重ねた手を逆にして、1～7を繰り返す。

運動F

1 骨盤の後ろに両手を置きます。

2 おしりを後ろに引いていきます。手でおしりに力が入ってくるの意識します。

3 お腹を伸ばして胸を開き、上体を起こせるだけ起こしていきます
背中が収縮するような感じです。ここで呼吸をします。体のどの部分に効いている
かを意識します。

4 息を吸いながら真上に上がる感じで元の姿勢に戻ります。

5 1～4をもう一度繰り返します。
2回目はおしりを引く時にできるだけ上体を起こしたまま行ないます。

●運動F

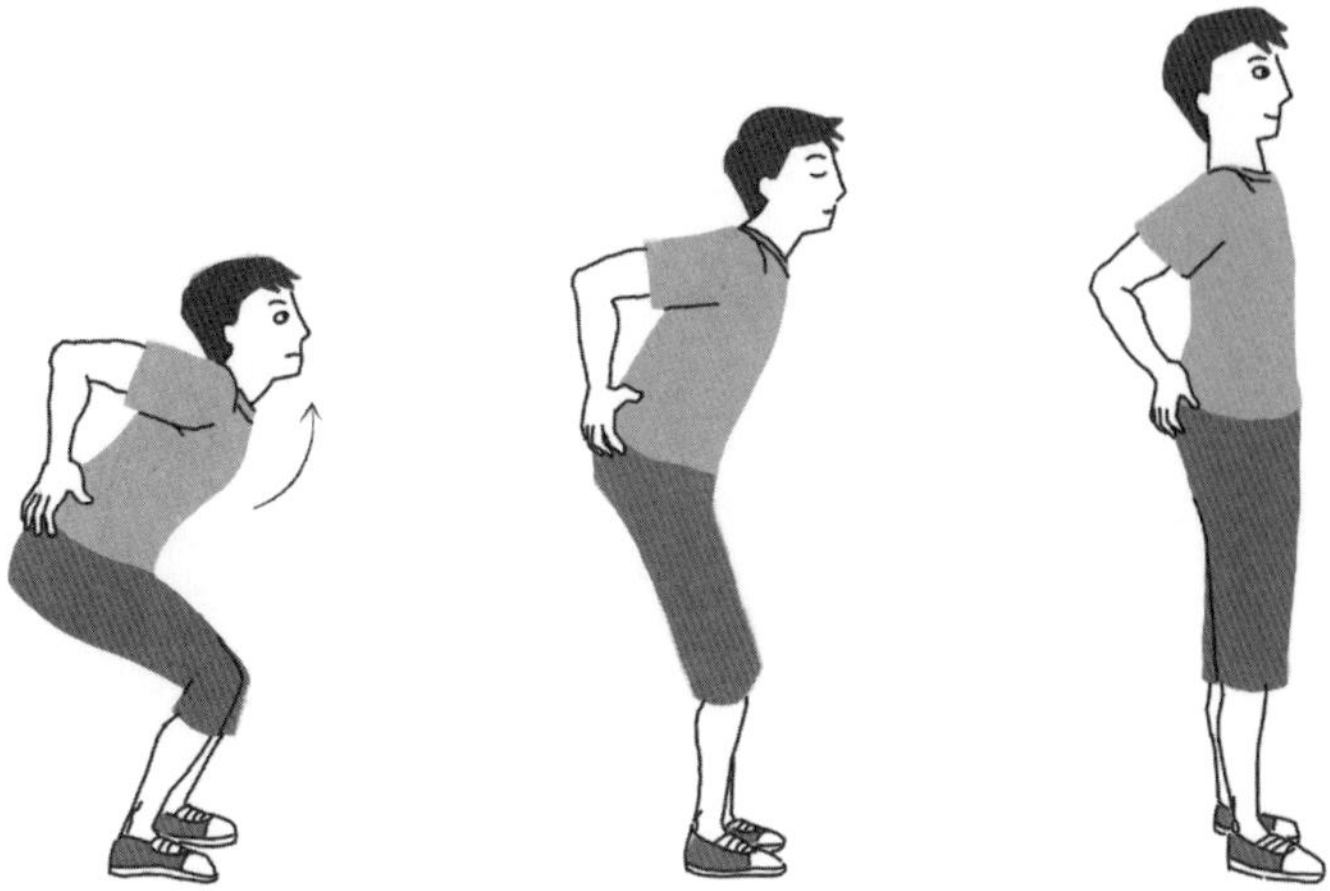

1，2，骨盤の後ろに両手を置き、おしりを後ろに引く。

3，お腹を伸ばし、上体を起こしていく。

4，息を吸いながら、真上に上がる感じで、元の姿勢に戻る。

体に意識を向ける

1 両足裏にストンと体重を乗せるようなイメージで楽な姿勢で立ったら目を閉じます。

2 体を上からスキャンするイメージを持ちます。リラックスできるところはリラックスするようにします。

3 頭のてっぺん→頭全体→顔→あご、のど、首→両肩→腕（二の腕、肘、前腕、手首、指先）→上半身（前側：胸、みぞおち、お腹、側面：脇、ウエスト、後側：背中、腰）→骨盤→両足（太もも、膝、ふくらはぎ・脛、足首、足の甲、指先、足の裏）

4 体に意識を向けながら数回呼吸をします。身体の感じ方を確かめ、始める前との違いに気付いてみます。

不安を減らす三つの方法　その3：睡眠

睡眠が心と体の健康にとって重要であることは疑う余地もありません。しかし、残念なことに第1章でもお伝えしたように、日本人の睡眠時間は先進国の中で最も短いことが分かっています。眠らないくらいでは死なないと言われていた時代もありましたが、現在は睡眠にはさまざまな効果があり、非常に重要なものであるという点は周知の事実です。

例えば、十分な睡眠がとれていないと不安や恐れを感じやすくなることが分かっています。これは睡眠不足によって、脳の左の扁桃体が過剰に働くことで起こってきます。ちなみに扁桃体はネガティブな感情と関係しています。扁桃体が過剰に働くと、不安や恐れなどのネガティブな感情が生じやすくなります。（参考文献11）逆に不安があると、眠れなくなったり眠りが浅くなったりなどの問題が起きてくるといったように、睡眠と心の状態はお互いに影響し合っているのです。

睡眠から生じるいろいろな問題は、第1章でもお伝えしたように個人のレベルにとどまらず、経済活動にも影響を及ぼしています。日本睡眠学会が試算した睡眠不足による経済的損失は、年間5兆円にもなるそうです。これは睡眠不足により生産性が下がったり、欠勤や遅刻、早退が増えたり、交通事故や仕事上の事故が増えたり、医療費が増えたりということから起きてきます。

体の機能に焦点を当ててみても、睡眠が不足すると糖尿病や高血圧、ガンを発症するリスクが高くなったり、脳に老廃物がたまりやすくなったり、免疫力が低下したりするといった報告が見られます。

では、このような睡眠の問題をどのように改善していったらよいのでしょうか。そのためには、睡眠の質を上げるということが重要になってきます。睡眠の質を上げる11の方法についていて見ていきましょう。

●睡眠の質を上げる11の方法

（1）入浴は睡眠の90分前までに済ませる

ぐっすりと眠るためには、ゆっくりと湯船に浸かってリラックスするのが効果的です。湯船にゆっくり浸かって、体の芯が温まることは、私たちを眠りにいざなってくれます。

睡眠という観点からだけ見た、理想の入浴方法は、就寝90分から3時間前に38～41度のぬるめのお湯で行なう15分程度の全身浴です。体が冷えやすい人は寝る90分前に、体が火照りやすい人は2～3時間前に入るとよいでしょう。

体温は1日のうちに約1度変化すると言われています。最も高くなるのが入眠する5時間前、そして最も低くなるのが起床の2～3時間前です。入浴することでよく眠れるようになるのは、一時的に温まった体が急激に冷える時に眠気のスイッチが入るからだとされています。この体温の落差が大きいほど寝つきがよくなるそうです。

さらには、お風呂に入ってリラックスすると副交感神経が優位になり、眠りに入りやす

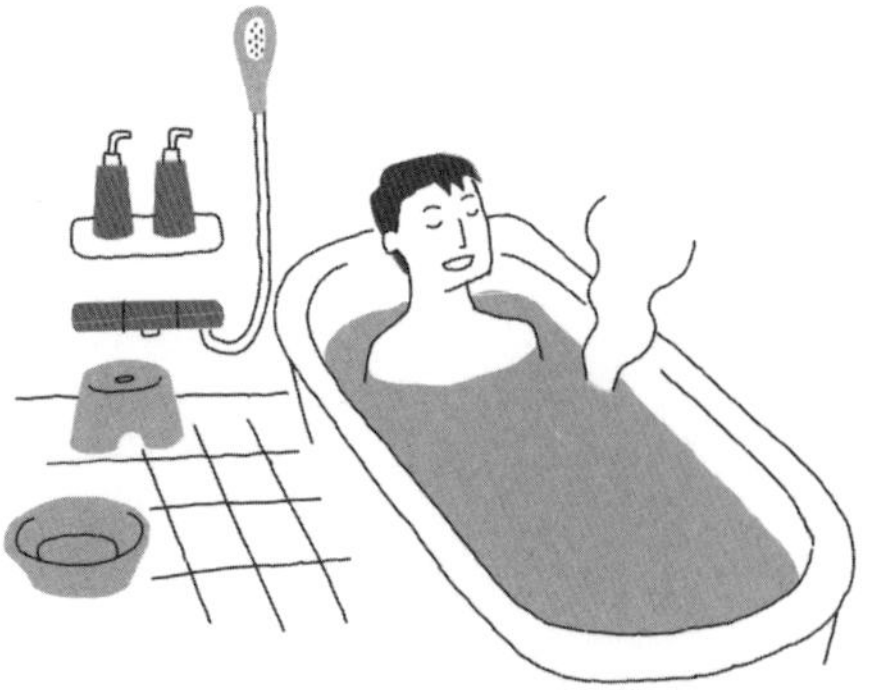

入浴でリラックスすると、快適な睡眠につながる。

くなります。そのタイミングで眠りにつくとぐっすり眠れるというわけです。

ここで気をつけたいのがお風呂の温度です。熱いお風呂は交感神経が優位になってしまって逆効果になるので気をつけましょう。

冷え性対策　HSP入浴法

HSP（ヒート・ショック・プロテイン）は、損傷を受けた細胞をストレスがかかる前の状態に修復、整備するたんぱく質です。HSPは体に熱を加えると増え、免疫力を上げ、睡眠の質を向上させる効果があることが分かっています。冷え性の人は末梢の血管が充分に拡張しません。そのため体の内側の体温（深部体温）が上がりにくい傾向にあります。結果として入浴してもHSPが十分に増えないため、熟睡感がなく、寝起きのスッキリ感も得られません。

HSPを増やす入浴のポイントは、42度ほどの熱めのお湯に10分ほど浸かります。しっかりと水分を摂りながら体温が38度になるのを目指しましょう。もともとの体温が低い人は、普段の体温から1・5度以上を上げることを目標にするとよいかもしれません。

この入浴法の場合、入浴後の保温が重要です。入浴後すぐに体の水分を拭き取り、服を着て防寒しましょう。20〜25度の暖かい部屋で10〜15分ほど過ごし、体温を37〜37・5度に保つのが理想です。この時に大量に汗が出るので白湯《さゆ》で水分補給するようにしましょう。くれぐれも冷たいビールは飲まないようにしてください。せっかく上がった体温を急激に下げてしまいます。

週に2〜3回この入浴法を取り入れることで、HSPを高い状態のまま維持できるとされています。ただし、この入浴法は意外と体力を使います。疲れていたり、体力が落ちていたりする時に行なうのは止めてください。

体力がない人のために　部分浴の勧め

体力や筋力が落ちているなどの理由で、湯船にゆっくり浸って入浴するということが難しい方は、足浴や手浴といった部分浴を取り入れるのがお勧めです。43度くらいの熱めのお湯に手首や足首の上までしっかり浸けるようにしましょう。10分程度、体がポカポカしてくるくらいを目安に行なうようにしてください。手浴はリラックスに、足浴は冷えやむくみの解消や疲労回復に効果があります。

(2) 就寝時には靴下を履かない

寒い季節になると足先が冷えるからと靴下を履いて眠る人がいるかもしれません。しかし、靴下を履くことで逆に冷えがひどくなったり、寝つきが悪くなったりすることがあります。と言うのも、靴下を履いていると足を締め付けたり、足の指をうまく動かせなくなったりして、ますます足先の血行が悪くなることがあるのです。更には、靴下を履いていることで皮膚の感覚が鈍くなって、脳への体温調節のための刺激が行きにくくなってしまいます。

通常、眠りにつく時は体の中心部の温度を下げるために足先から熱を放散しています。本来であれば、この放熱によって深部体温が下がることで更に眠気がくるという仕組みになっています。しかし、靴下を履いていると足先からの放熱が妨げられ、深部体温があまり下がらないため、寝つきが悪くなるということが起こってくるのです。また、靴下を履いていることで足に汗をかきやすくなります。これも更に足先が冷える原因となってきます。

とは言っても、足が冷えて眠れないという人もいるでしょう。その場合には、なるべく締め付けが少ないタイプのものを選んだり、レッグウォーマーを使用したりしてください。多少なりとも足先の動きや血行を妨げるのを防いでくれます。

（3）朝起きたら、日光を浴びる

「朝になると目が覚めて、夜になると眠くなる」のは当たり前のことだと思っているかもしれませんが、これは私たちの体に備わっている体内時計によってサーカディアンリズム（概日リズム）が調整されているために起こってきています。私たちの体は光や温度刺激がない安静な状態だと24・2時間の周期で睡眠と覚醒のリズムだけでなく、血圧や体温、ホルモンの分泌などの体内環境が変動しています。この周期のリズムがサーカディアンリズムです。

本来のサーカディアンリズムは24時間より少し長いため、刺激が何もない状態だと、少しずつ眠る時間や起きる時間が後ろにずれていきます。これを1日24時間のリズムに修正し、毎日規則正しいリズムを刻むのに役立っているのが太陽の光です。中でも太陽の光に含まれるブルーライトがサーカディアンリズムを決めるとされています。

太陽の光が目に入り、その情報が脳に伝わるとメラトニンの分泌が止まります。それによって、１日のサイクルを修正して、毎日同じリズムで生活できるように整えてくれるのです。サーカディアンリズムが乱れると睡眠障害以外にも高血圧や糖尿病、狭心症など多くの病気を引き起こすとされています。

サーカディアンリズムを整えるには、午前中に太陽の光を浴びることができる窓際で過ごすのがお勧めです。30分くらいを目安にしてください。難しいようであれば、１０００ルクス以上の明るい照明を利用するとよいでしょう。

朝にしっかりメラトニンの分泌が抑えられることで、夜間のメラトニン分泌が増え、ぐっすり眠れるようになります。

このメラトニンですが、年とともに分泌が減ることが分かっています。年を重ねると体内時計が乱れ、昼と夜が逆転してしまう昼夜逆転などの睡眠障害が起こりやすいのはこのためです。

（４）寝だめをしない

平日忙しくて十分な睡眠がとれなくて疲れが溜まっていると、ついつい休みの日にまとめて睡眠をとることをしがちです。それによって一見疲れがとれて、睡眠不足が解消されたかのように感じるかもしれません。しかし、いくら寝だめをしても睡眠による効能が得られるどころか、むしろ逆効果になってしまいます。残念ながら寝だめをしても、睡眠をストックすることも日頃の睡眠不足によって生じる症状を解消することもできません。

それどころか寝だめによって、かえって体内時計を狂わせ、睡眠の質を落としてしまう可能性があります。寝だめによって体内時計が狂うことは、ソーシャル・ジェットラグ（社会的時差ボケ）と呼ばれています。例えばふだん朝5時起きの人が休日になるとお昼ごろまで寝ていたとします。これは7時間の時差がある海外へ旅行しているようなものだそうです。休みが終わっていつもの朝5時起きに戻した時に、体がだるい、辛くて起きられないということになります。これは、たとえ数時間の起床時間の違いであっても生じることがあります。

では、どうしたら日ごろの睡眠不足を解消できるのでしょうか。それには、辛いかもしれませんが、いったん朝いつもと同じ時間に起きて朝日を浴び、お昼寝をするのがお勧めです。体内時計を規定する因子には光と食事があります。朝いつもの時間に太陽の光を浴びて、体内時計を整えることでソーシャル・ジェットラグが生じるのを防ぐことができます。その上で、午後3時までに2時間以内のお昼寝をするのがよいでしょう。

（5）寝る前にスマートフォンを見ない

寝る前にスマートフォンを見るとサーカディアンリズムが乱れ、睡眠の質が低下します。その要因がスマートフォンから発せられるブルーライトです。ブルーライトは、目に見える光の中で最も波長が短く、エネルギーが強いといわれています。自然の状態では日中にしかないはずのブルーライトの刺激が夜間に入ることで、脳が「今は昼である」という勘違いをしてしまうのです。

具体的には、通常だと夜になるとメラトニンの分泌が増えて眠気が起こるのですが、スマートフォンを見ているとまだまだ昼だと勘違いして、夜になってもメラトニンは分泌されにくい状態が続いてしまいます。

その結果、睡眠の質が低下し、「よく眠れなかった」、「途中で目が覚めてしまった」、「朝スッキリ起きることができない」、「いくら寝ても寝足りない」ということが起きてくるのです。

睡眠の質の低下以外にもブルーライトが発する強い光によって、まぶしくて瞳孔を縮めようと目の筋肉を酷使するため目が疲れやすくなったり、見えにくいため画面に近づこうとして姿勢が悪くなったりすることが指摘されています。

スマートフォン以外にも、ＬＥＤライトやパソコン、テレビなどにもブルーライトは使われていますが、スマートフォンが最も睡眠や健康に害を及ぼすとされています。と言うのもブルーライトは、発生源に近ければ近いほど発する量が多いのです。なので、体の近くで使うスマートフォンが最も体に影響を与えることになります。

（6）夜間帯の照明は明るくなり過ぎないようにする

明る過ぎる照明はメラトニンの分泌を止めて自然な眠りへのいざないを妨げるだけでなく、交感神経の緊張をもたらします。

良質な睡眠のための環境づくりという観点から寝室の照明は大切ですが、中でも照度（明るさの指標）と色温度（高いと青白く、低いと赤みがかった光）は、良質な睡眠との関係が深いとされています。

夜間に活動する時の照度は、目を使う作業に支障をきたさないことを考慮に入れると100〜200ルクスを目安に選ぶとよいでしょう。

また色温度が高い（青白い）ほど、覚醒度が高くなるので注意が必要です。最近は、照明にLEDが使われていることも多くなってきていますが、LEDから発せられるブルーライトは先ほどもお伝えしたように睡眠の質を落としてしまうので避けた方がよいでしょう。

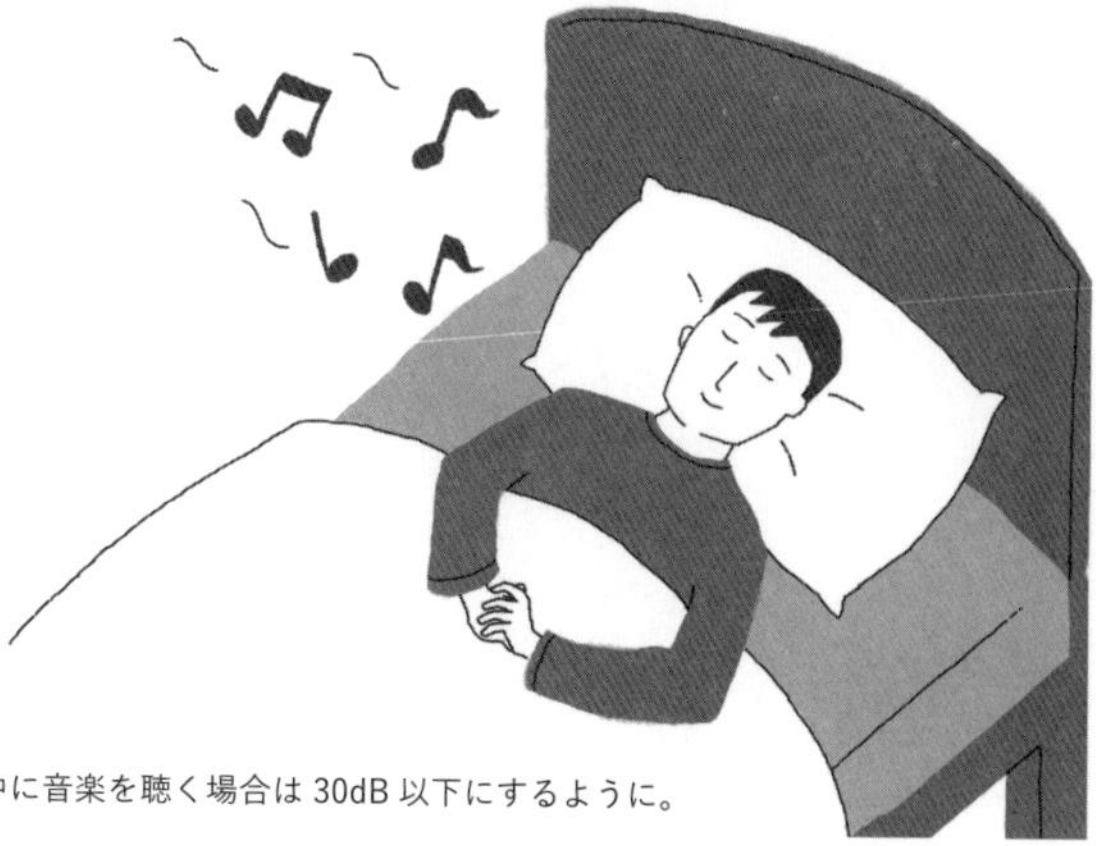

睡眠中に音楽を聴く場合は 30dB 以下にするように。

（７）寝室環境を整える

寝室環境でも特に、温度と湿度、広さ、明るさ、音などは睡眠の質に影響を与えます。

温度は、暑過ぎたり寒過ぎたりするとぐっすり眠ることができなくなります。理想的な室温は、夏場だと約25～26℃、冬場だと約22℃～23℃です。少なくとも夏場は28℃以下、冬場は10℃以上を保つように心がけてください。その上で、眠る時の服装や寝具を工夫して、布団の中の温度を快適に保つようにするのがよいでしょう。

湿度は約50～60％がよいとされています。湿度が高過ぎると体に熱がこもりやすくなります。だいたい湿度が10％上がると体感温度が1℃上がると言われています。それだけでなく、カビやダニの温床になりやすくなります。一方で湿度が低くなり過ぎると皮膚や口、のどが乾燥しやすくなったり、ウイルスの活動が活発になったり、体感温度が低下したりします。ジメジメとした梅雨時や乾燥しやすい冬場には、それに応じた対策が必要かもしれません。簡単にできる湿気対策としては窓を開けての換気です。布団は敷きっぱなしにすると湿気が溜まるので注意しましょう。眠っている時の乾燥で特に気を付けたいのが「のど」の乾燥です。お手軽な方法としては濡れタオルを枕元に干すというのがあります。加湿器を使う際には加湿し過ぎないように注意しましょう。

音については、寝る前に音楽を聴くのはいいのですが、寝ている間はできるだけ静かな環境が理想です。できれば30dB以下にするとよいでしょう。40dBを超えると睡眠の質を落としてしまいます。ちなみに、30dBは非常に小さく聞こえる、ささやき声くらいの音の大きさで、40dBは会話に支障なく聞こえるレベルの音の大きさです。

音は単に大きさだけでなく、どのような音なのかでも睡眠への影響は変わってきます。特に気をつけたいのが人の声です。と言うのも、眠っている間も脳にある聴覚中枢は働き続け、耳から音を受け入れています。そのため、たとえ眠っていたとしても言葉に反応して思考を巡らせてしまい、浅い眠りになってしまうのです。その観点から見ても、テレビやラジオをつけたまま眠るのは避けた方がよいでしょう。

とは言え、全く音がないと不安で眠れないという人もいるかと思います。そういう人は、そよ風に揺れる木の葉の音のように静かで、不規則なリズムの音がお勧めです。自然音のCDを活用すると。リラックス効果があり、眠りにつきやすくなるかもしれません。

（８）寝具を整える

寝具は、眠っている間の体の変化を邪魔しないものを選ぶのが大切です。

睡眠中の体の変化の一つに寝返りがあります。寝返りは血液の循環を促したり、温まり過ぎた場所を冷やしたりするための大きな動きです。寝返りは一晩に20回以上現われ、健康な人ほど体をよく動かすとされています。

また、私たちは眠っている間にコップ一杯程度の汗をかきます。眠りにつくと胸のあたりで汗をかき始め、それが少しずつ少なくなって、明け方に最もかく汗の量が少なくなります。

そして、体温は睡眠中に下がり、明け方に近づくにつれて高くなってきます。皮膚の温度は額が低く、手足が温かい「頭寒足熱《ずかんそくねつ》」と呼ばれる状態になります。

眠っている間に起きる体の変化を邪魔しないためにも、布団は保温性・吸湿性・放湿性に優れたものがよいでしょう。中でも敷き具は特に重要になってきます。

理想を言えば、季節によって敷き具を変える方がお勧めです。夏場は麻のように通気性の良い素材が、冬場は断熱性のある素材のベッドパッドなどがよいでしょう。敷き具の適正な硬さは、人によって違います。筋肉量が多い人ほど硬めのマットレスなどが合うことが多いようですが、実際に試して快適な素材を選ぶことをお勧めします。敷布団を使用する場合には、フローリングに直接敷かないように注意しましょう。敷布団の湿度が上がり、カビの温床になりかねません。

掛け具は、夏でも冬でも軽い素材がお勧めです。重いものは身体の血管を圧迫し、心臓に負担をかける可能性があります。

枕は、高過ぎると呼吸の妨げになります。低めの枕を購入してタオルなどで高さ調節するとよいでしょう。

（9）寝る前にはカフェインを控える

食事の後、ほっと一息つきたい時や眠気を吹き飛ばしたい時にコーヒーを飲むという方も多いと思います。これは、コーヒーに含まれているカフェインが関係しています。カフェインには、眠気を抑え、注意力や集中力を上げる覚醒作用があります。実は、カフェインは世界で最も消費される覚醒作用を持つ物質だそうです。

カフェインは、摂取後30分で吸収され、体の中で半分の濃度になるには約4時間かかり、

8時間は体に残るとされています。そのため、寝る前にカフェインを多く含むものを飲むと、眠りにつくまでに時間がかかったり、眠りが浅くなったり、眠れなくなったりします。

カフェインが含まれている飲み物には、コーヒー以外にも緑茶や紅茶、ウーロン茶、エナジードリンク、ココア、コーラなどがあります。コーヒーを飲むのであれば午後3時までがお勧めです。カフェインが含まれていない飲み物には、麦茶やルイボスティー、たんぽぽコーヒー、ローズヒップティー、黒豆茶、甜茶《てんちゃ》などがあります。夜に飲むものをそのようなものに変えてみるとよいかもしれません。

カフェインを摂るとなぜ睡眠が妨げられるのかというと、カフェインには睡眠物質の効果を減らす作用があるからです。睡眠物質は起きている時に脳内に溜まり続け、自然な眠りを誘い、眠りを持続させる物質です。したがって、睡眠薬などの人工的なものは睡眠物質とは言いません。

カフェインは睡眠物質の有力候補とされているアデノシンの作用を妨げます。ちなみに、アデノシンは生体エネルギー源であるアデノシン三リン酸（ATP）の代謝物です。つまり、しっかり起きて活動するほどアデノシン三リン酸が使われ、体内にアデノシンがたまり、眠くなります。要するに通常だと日中の活動で溜めたアデノシンによって健やかな眠りにつけるところをカフェインが邪魔してしまうのです。

（10）寝る前にはアルコールを控える

眠れない時にアルコールを飲むという人もいるかもしれませんが、アルコールは寝つきは良くするものの、睡眠の質は落としてしまいます。アルコールを飲むと眠りが浅くなり、酷使した脳や体を休めることが難しくなってしまうのです。

人は眠っている時に一定の周期でレム睡眠とノンレム睡眠を繰り返しています。眠りにつくと、まずノンレム睡眠が始まり、一気に深い眠りに入ります。眠りについてから1時間くらいたつと少しずつ眠りが浅くなり、レム睡眠へと移ります。その後、またノンレム睡眠に戻り、一気に深い眠りにつくのです。それが一晩のうちに4〜5回繰り返されます。

レム睡眠は、睡眠中に眼球がすばやく動いている（Rapid Eye Movement：REM）ことからこの名前が付けられています。レム睡眠中は体中の筋肉の緊張がゆるみ、エネルギーを節約して体を休めます。ノンレム睡眠は、眠りの深さによって四つの段階分けられます。深い眠りのノンレム睡眠は昼間に酷使した大脳皮質を休める働きがあります。

アルコールを飲むと、深いノンレム睡眠やレム睡眠が短くなって、浅いノンレム睡眠が長く続くのです。これは、アルコールが分解された時に生じるアセトアルデヒドによって起こってきます。

しかも、アルコールを飲むとトイレに行きたくて目が覚めるという現象が起きてきます。

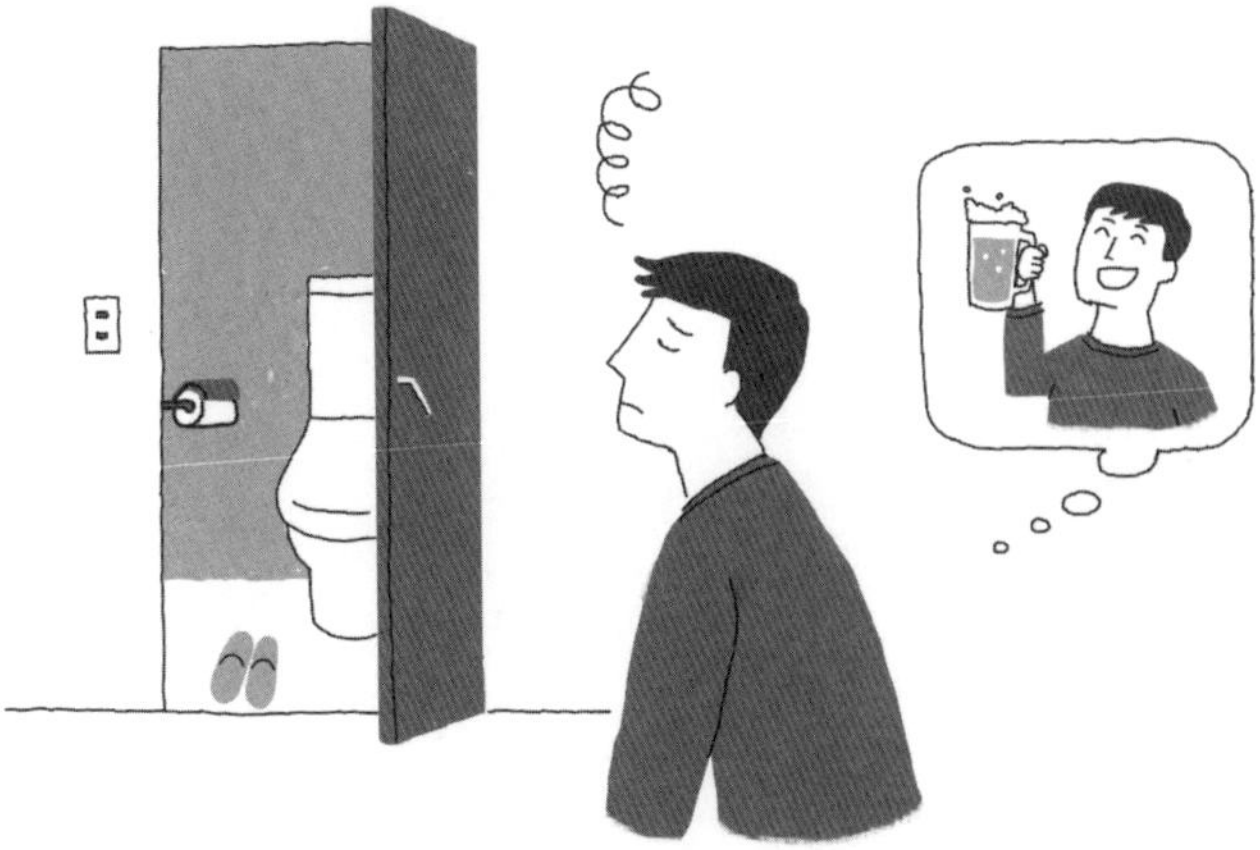

アルコールは寝付きは良いが、睡眠の質を落とす。

これは、普通だったら眠っているときに出るはずの尿を作るのを抑えるホルモン（抗利尿ホルモン）の分泌が抑えられ、眠ってからも尿がどんどん作られることから起こってきます。

つまり、眠れないからと言ってお酒を飲んで眠っても、睡眠の質が悪いので眠ることによるメリットを享受しにくいということです。

それだけでなく、眠れないからという理由でアルコールを飲んでいる人は、だんだんと飲むお酒の量が増える傾向があるため注意が必要です。というのも、アルコールで眠くなる効果は、飲み続けていると徐々に弱くなります。最初は１杯だけで眠れていた人も、そのうち２杯、３杯となってしまうのです。

(11) 夕食は寝る3時間前までに済ませる

お腹が空いていると眠れない、また逆にお腹がいっぱいになって眠くなったという経験をした人もいるかもしれません。その点から考えると、寝る前に食事をした方が、さっさと眠れてよいような気がするでしょう。しかし、眠る前に食事をすると睡眠の質を落としてしまいます。

食事をすると眠くなるのは、満腹ホルモンとも呼ばれるレプチンの働きによるものです。このレプチンには催眠作用があるため、お腹がいっぱいになると眠くなります。ところが、このレプチン、満腹ホルモンと呼ばれるだけあって、本来の働きは胃腸を動かして食べたものの消化を助けることです。なので、レプチンが多い状態では、身体や脳をしっかり休めることはできません。

理想を言えば、眠るのは食事をとって胃腸の動きが落ち着く3時間以降にしたいところです。特に、肉類や揚げ物といったような消化に時間がかかりそうなものを食べた場合だったらなおさらです。

とは言え、仕事が忙しくてそんな時間に夕食を食べるのは無理という方もいるかと思います。その場合は可能であれば午後7時くらいにちょっと何かをつまんで、夕食は消化の良いものを軽くとるくらいにするとよいでしょう。

ストレスなく生活習慣を変える秘訣

免疫力を上げるためには、不安を解消し、ストレスの少ない生活を送ることが大切です。そのためにも呼吸・運動・睡眠といった生活習慣を整える必要があります。ただ、いっぺんにあれもこれもやろうとすると結局は続かなくて、三日坊主ということになりかねません。そこで、無理をして頑張って続けるというのも一つですが、それではかえってストレスになってしまいます。

一つずつ習慣化する

では、どのようにしたらストレスなく生活習慣を変えることができるのでしょうか。一つの方法としては、一つずつ習慣化していくというのを地道に積み上げるやり方です。

無理をしなくても簡単にできそうなものを一つ選びましょう。たとえば、睡眠の質を上げるために、今まで夕食のときに緑茶を飲んでいたのであれば、カフェインの入っていない番茶にしてみるといった感じです。

人は何かを習慣にするには3週間くらいかかると言われています。お茶の種類を変えたからといってすぐには睡眠の質は上がった感じはしないかもしれませんが、あきらめずに続けてみましょう。そうすることで、夕食の時に番茶を飲むということが自分にとっての普通の状態になります。

その段階で、次に簡単にできそうなことを選ぶようにするとよいでしょう。次に行なうものとして、睡眠の質を上げるためのものを選んでもいいですし、例えば呼吸法を取り入れるというように、呼吸や運動に関するものを取り入れるのでもよいでしょう。

最初に睡眠の質を上げるものをやったからといって、それに縛られる必要はありません。最終的に不安を解消し、ストレスを軽減することが目的なわけですから、無理をして義務的にやったとしても本来の目的の結果が得られにくくなってしまいます。

その観点からも無理せず3週間続けられそうなものを選ぶというのがポイントです。呼吸、運動、睡眠は、それぞれがバラバラなようでいて、お互いに関連し合っています。一つが少し良くなれば、他のものも変えやすくなってきているはずです。そうすることで、徐々にではありますが、生活習慣が変わり、不安から解放されストレスの少ない状態になれるでしょう。

その日の気分で変えることも

とは言え、そもそも一つのことを続けることに自信がないという人もいるでしょう。そういう人はその日の気分ですることを変えるのもよいかもしれません。この方法だと、習慣化するのは確かに難しいかもしれません。しかし、ストレスなく始められるという点では先の方法よりもやりやすいと思います。

毎日何かを取り入れてやっているうちに、多少なりとも不安は解消されてくるはずです。場合によっては、これだったら習慣にしてもよいかもというものに出会えるかもしれません。逆に「〇〇しなきゃ」と浮かんだのであれば、ストレスに感じている証拠です。そういう場合には、無理矢理何かをするよりも、その日はいったんお休みにする方がよいかもしれません。あくまでもゲーム感覚で楽しんでやることを重視しましょう。

第5章

免疫力が関係する病気と病院の活用法

不安を減らし、ストレスを溜め込まないための方法について見てきました。ストレスを溜め込まないことは免疫力を上げるために最も重要なことです。そして、免疫力は心と体を健康な状態に保つカギとなってきます。

今まで免疫力が感染症やガンの発生と関係するということに触れてきましたが、実は免疫力は他にもいろいろな病気と関係しています。

風邪は万病のもと

誰しも一度は風邪を引いたことはあるでしょう。そのため、たかが風邪くらいと思いがちかもしれませんが、風邪を引くということは、ちょっと体が弱っているということです。つまり免疫力が落ちてきている証とも言えます。

また、風邪を引くことで体力が落ちて、もともと落ちていた免疫力が更に低下し、大きな病気につながる可能性があるのです。「風邪くらいじゃ休めない」と無理する方もいらっしゃいますが、風邪を引くということは、「免疫力が落ちてきています。ゆっくり休みましょう。」という体からのメッセージとも言えます。

この体からのメッセージを受け、しっかり休んで免疫力の回復に努めるのか、それとも体の声を無視して頑張って、更に免疫力を落としてしまうのかは自分次第です。とは言え、まじめな人ほど無理をしがちです。しかし、ここで無理をすると単に風邪を長引かせるだけでなく、大きな病気につながってしまう原因になります。

実は、風邪が万病のもとであるという考え方は、古く平安時代からありました。日本最古の医学書と言われる『医心方』にすでにそのような記載が見られます。

そもそも風邪はのどや鼻の急性炎症の総称です。そのほとんどは、ウイルスがのどや鼻の粘膜から感染することで起こり、くしゃみ、鼻水、鼻づまり、のどの痛みや咳、発熱などの症状を引き起こします。風邪の原因となるウイルスは数百種類にも及んでいるため、普通に生活しているだけで、それらのウイルスに接触するリスクがあるわけです。しかし、免疫力がしっかり働いていれば、ウイルスが体に侵入することを防ぐことも、入ってきたウイルスをやっつけることも可能です。

免疫力を上げて風邪を予防するとともに、風邪を引いた時には無理をせずにゆっくりと休んで免疫力の回復に努めるようにしましょう。

なぜガンになる人とならない人がいるのか

ガンは日本人の2人に1人がかかるとされる身近な病気です。ガンの生存率は上がってはきているものの、依然としてガンは死因のトップの座に君臨しています。実に、3割近くの人がガンで亡くなっているそうです。

このように日本人にとって重大な問題となっているガンですが、第2章でも少し触れたようにガンの発症にも免疫力が関わっています。と言うのも、私たちの体の中では毎日、数百~数千個のガン細胞が作られているのです。それでも私たちがガンにならずに過ごせているのは、私たちの体の免疫システムがきちんと働いているからにほかなりません。正常とは異なるガン細胞を外敵であるとみなして、排除してくれているのです。

では、そもそもガンとはなんでしょうか。ガンという病気は体の細胞に異常が起き、ガン細胞ができることから始まります。

正常な細胞は体や環境の必要性によって、増えたり、増えるのをやめたりすることを繰り返しています。例えばけがをすれば傷口を治すために細胞が増え、傷口が治ると自然とそれ以上細胞が増えるのをやめます。これは体から細胞に「体に傷ができています。細胞を増やして傷を治してください」とか「傷の修復が完了しました。通常の活動に戻ってください」というような信号が出て、細胞の増殖をコントロールすることで起こっています。

一方で、ガン細胞は体からの信号に耳を貸しません。増える必要のないところでも増え続け、本来の機能を阻害します。例えば、肝臓でガン細胞が増えると肝臓の機能が低下します。さらには、近くの組織に広がったり（浸潤）、血流やリンパに乗って運ばれ、離れた組織でもガン細胞の固まりを作ったり（転移）して、その組織の機能をも阻害するのです。また、ガン細胞は自身がどんどん増殖するために体が必要とする栄養を奪い、体を衰弱させてしまいます。

日々作られているガン細胞ですが、そもそもの発生原因は生活習慣や発ガン性物質だと言われています。体の細胞に異常をきたす生活習慣としては、食生活の欧米化（高カロリー・高脂肪食）や運動不足、肥満、睡眠不足、精神的なストレスなどが考えられます。また、発ガン性物質としては、タバコや農薬などの有害化学物質、自然界の放射線や紫外線、ウイルスや細菌などがあります。

このことからも分かるように、現代の日本は生活習慣、発ガン性物質への暴露のどちらをとってもガン細胞ができやすい状況にあるわけです。おそらく日々できるガン細胞は一昔前よりは多いと思われます。それを免疫細胞が頑張って病気になるのを防いでくれているのです。
免疫の中でもガン細胞と戦い、私たちの体を守ってくれているのが、自然免疫で活躍しているＮＫ細胞と獲得免疫で活躍しているＴ細胞です。２章でも述べたようにＮＫ細胞は体の中を常時パトロールし、ガン細胞を発見すると直接ガン細胞を攻撃し、破壊するという初期の攻撃を担当しています。Ｔ細胞もガン細胞を攻撃し、その力も相当なものがあります。ただ、Ｔ細胞はＮＫ細胞と違い、自身で判断し攻撃することはしません。樹状細胞などから攻撃の指令が出て初めて攻撃を開始するのです。

免疫力が低下するとガンを発症することを科学的に裏付けたのが、２０１２年4月にスタンフォード大学医学部の研究者らが報告した論文です。これによると不安になりやすいマウスは、落ち着きのあるマウスよりも免疫力が低下しており、重症度の高いガンを発症したそうです（参考文献12）。２０１９年7月と最近でも、ストレスによる交感神経の緊張がガンを進展させ得ることが発表されています。（参考文献13）

免疫力低下が引き起こす意外な病気

免疫力は、ウイルスや細菌などの病原体やガン細胞と戦うのに重要です。そのため、免疫力が低下すると気管支炎や肺炎、膀胱炎、中耳炎などの感染症にかかりやすかったり、ガンになりやすかったりするのは容易に想像できると思います。しかし、免疫力が低下するとその他にも様々な病気を引き起こしてきます。

①皮膚のトラブル

シミやシワといった全ての肌トラブルには「肌免疫」が関係しています。肌免疫とは肌本来が持つ防衛機能のことです。私たちの皮膚は日常的に紫外線や大気汚染、乾燥などの外側からの刺激にさらされていま す。それに加えて、栄養バランスの乱れ、ストレスと

●ランゲルハンス細胞　二つの機能

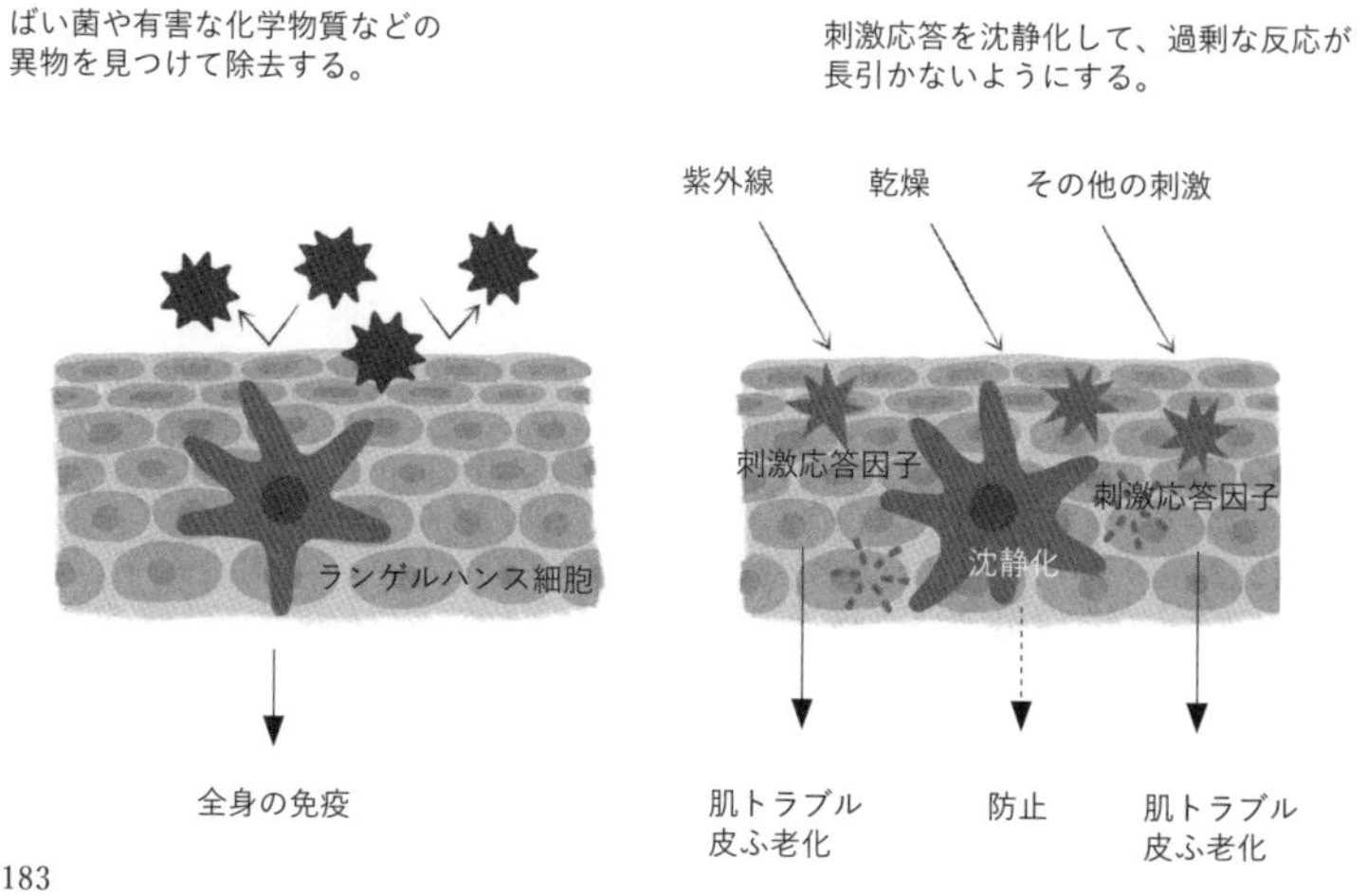

刺激応答を沈静化して、過剰な反応が
長引かないようにする。

いった体の中の問題も皮膚に影響を及ぼしています。これらの内外の刺激から肌を守っているのが防衛機能である肌免疫です。

この肌免疫の主役は、自然免疫で活躍している樹状細胞の一つであるランゲルハンス細胞です。ランゲルハンス細胞には、ばい菌や有害な化学物質などの異物を見つけて排除するという通常の樹状細胞と同じような働きのほかに、紫外線や乾燥といった刺激への反応を鎮静化する働きがあります。

紫外線や化学物質などの刺激に肌が過剰に反応すると、シミやシワなどの肌トラブルや肌の老化につながっていきます。それを鎮静化し、肌トラブルや老化を防いでくれるのがランゲルハンス細胞というわけです。しかし、残念ながらランゲルハンス細胞は紫外線や精神的ストレスなどの強い刺激によって数が減ってしまうことが分かっています。

では、肌免疫を上げて美肌を保つにはどうしたらよいのでしょうか?

まずは紫外線対策をしっかり行なうことが重要です。日焼け止めを塗る、日傘や帽子、サングラスを利用する、衣服やストールなどで肌の露出を防ぐなど紫外線から肌を守るように心がけましょう。

また、乾燥すると肌の生まれ変わりを妨げてしまいます。しっかりと保湿するようにしましょう。肌に負担をかける界面活性剤やパラベンなどの防腐剤が入っていない化粧品を選ぶことも重要です。クレンジングや洗顔の時に強く擦《こす》りすぎると肌へ負担がかかるため注意してください。

胃腸環境が良くなると肌免疫も安定すると言われています。バランスの良い食事をするように心がけましょう。皮膚や粘膜の免疫力を上げるにはニンジンや小松菜などの緑黄色野菜が、肌の張りや弾力を保つには大豆などのタンパク質が、皮膚や粘膜を健康に保つにはビタミンCを多く含むキウイ、イチゴ、ミカンなどが効果的と言われているので、取り入れてみてください。

②認知症

認知症は、脳や身体の病気が原因で、記憶・判断力の障害が起こり、普通の社会生活が困難になる状態のことで、病気の名前ではなく、頭痛とか腹痛と同じように症状のことを言います。

厚生労働省の調査によると２０１２年時点で認知症を発症している人は４６２万人。２０２５年には７３０万人にも増加し、65歳以上の５人に１人は認知症を発症すると考えられています。さらに、高齢になるにつれ認知症の割合は増加することが予想され、85歳以上ともなると55％以上もの人が認知症になるとも言われています。つまり、認知症はたとえ自分自身が発症しなくても、家族の誰かが発症し、関わらざるを得なくなる可能性の高い身近なものとも言えます。

中でもアルツハイマー病は認知症の原因として最も多い病気です。アルツハイマー病では、症状が出る10年以上も前から脳の障害が始まっていると言われています。脳の障害は、脳に異常なたんぱくが溜まることで起こってくると考えられています。それによって神経細胞の機能が落ち、神経細胞同士がお互いに情報のやりとりをすることができなくなって、最終的には神経細胞が死滅してしまうのです。

脳に溜まる異常なたんぱくの一つがアミロイドβ（Aβ）です。このAβの蓄積は何もアルツハイマー病にだけ見られるわけではなく、年を取れば誰にも出現してきます。ただ、私たちにはこのAβを排出する機能が備わっています。それが睡眠です。眠っている間にAβが洗い流され、脳への蓄積を防いでくれています。

さらに、脳内のマクロファージであるミクログリアもAβの処理に当たります。ただ、厄介なことにこのミクログリアが働き過ぎても神経細胞に障害を与えてしまいます。アルツハイマー病も単にAβの蓄積からだけでなく、それを排除しようとしたミクログリアの暴走による、神経細胞の障害も要因として考えられているのです。そして、ミクログリアの暴走はストレスによって起こり得るとも言われています。

実は、ミクログリアが働き過ぎて起こってくる神経細胞の障害は、アルツハイマー病だけでなく、パーキンソン病や脳血管障害、統合失調症、自閉症などでも見られるそうです。

免疫細胞であるミクログリアが過剰に活性化すると言うと、免疫力が高くなっていると思われるかもしれませんが、免疫力とは健康を維持するための力です。つまり、過剰に活性化している状態も神経細胞に障害をもたらすので、また免疫力が低下している状況と言えます。

神経細胞の障害を防ぐという観点からも、ストレスを溜めないようにすることがこれらの病気の発症予防には重要だということです。スウェーデンのヨーテボリ大学が行なった研究によれば、不安や嫉妬といった感情を中年期に多く持っていた人は、老年期にアルツハイマー病になるリスクが約2倍になるそうです。

その他の認知症の予防策は、適度な運動を生活の中に取り入れることです。運動は神経細胞を育てる最適なツールです。リズム運動がストレス解消に効果的と言われています。食物を嚙むことも一種の運動です。体を動かすことが難しい人はよく嚙むように心がけてください。食事はバランス良くとって生活習慣病を予防するようにしましょう。最近ではアメリカのラッシュ大学医療センターが「マインド食」と呼ばれるアルツハイマー病を予防する食事法を発表し、話題になっています。これによると積極的にとるべき食品として緑黄色野菜、その他の野菜、ナッツ類、ベリー類、豆類、全粒穀物、魚、鶏肉、オリーブオイル、ワイン（1日グラス1杯まで）が、なるべく摂取を控えるべき食品として赤身の肉、バター、チーズ、お菓子、ファーストフードが挙げられています。他にも社会的なつながりを持つことは脳に刺激を与え、神経細胞のネットワークを活性化できるとして推奨されています。

③アレルギー

最近、アレルギーを持っている子どもの割合が増えていることが指摘されています。都内の保育園もしくは幼稚園で配慮が必要になるアレルギーを持つ子どもの割合は、食物アレルギーが68・1％、アトピー性皮膚炎66・9％、喘息44・1％、アレルギー性鼻炎・結膜炎30・5％とアレルギーが全くない子どもの方が少ないくらいです。

アレルギーは免疫が適切な働きをしていない状態です。本来、免疫は体に害をなす異物を除去するためのものです。それが反応しなくてもいい花粉やダニ、あるいは大豆や卵、ソバといった食品にまで過敏に反応している状態がアレルギーです。

アレルギーを改善するには、アレルギーの原因を探り、それを排除することが最も重要であることは言うまでもありません。それ以外にもストレスを減らすことは大切です。アレルギーの代表疾患でもある気管支喘息は入学、就職、結婚などのライフイベントや日常生活のストレスを契機に発症することや、ストレスによって発作が誘発されることが分かっています。とは言え、アレルギーがあること自体がストレスになってくるので、ストレスを減らすことはなかなか難しいかもしれません。その場合には、十分な睡眠をとったり、適度な運動をしたりということが効果的だと言われているので、試してみるとよいかもしれません。

④関節リウマチ

関節リウマチは関節の内側を覆っている滑膜《かつまく》が炎症で増殖する病気です。関節の痛みや腫れから始まり、軟骨や骨が破壊されて関節の機能が損なわれます。関節の滑膜に起きた炎症を治療せずに放っておくと関節が変形してしまいます。

関節の痛みを生じる病気は他にもありますが、関節を動かさなくても痛みがあるというのが他の関節の病気との違いです。手足の関節で起こりやすく、左右の関節で同時に症状が生じやすいという特徴があります。

朝起きてすぐに手が開きにくい、体を動かしにくいといった症状が現われ、起きて30分ほどでその症状が消えます。37度台の微熱が続いたり、倦怠感や食欲不振が続いたりといった関節以外の症状が出ることもあります。

この関節リウマチの症状は、免疫の働きに異常が生じ、本来だったら攻撃対象とならないはずの自分の体の一部（関節）を外敵とみなして攻撃することで起こってきます。

関節リウマチは日常のケアを行なうことで症状が良くなると言われています。ケアのポイントは、ストレスを溜めないこと、適度な運動と安静のバランス、関節に負担をかけない動作と環境、バランスの良い食事、冷えや湿気から身を守ることです。

⑤線《せん》維《い》筋《きん》痛《つう》症《しょう》

線維筋痛症は、３ヵ月以上の長期にわたって、体のあちこちに痛みが出現し、体のこわばり、激しい疲労感、不眠、頭痛、うつ気分など多彩な症状が出る病気です。さまざまな検査を行っても異常が見られないことから、診断が遅れることが多いそうです。日本では１・７％、約２００万人の人がこの病気にかかっているとされています。

痛みがある場所に原因があるのではなく、痛みを脳に伝える神経や痛みのシステムに問題があると言われています。例えばけがなどの痛みが起きるような刺激がないのに、神経が興奮して痛みが生じます。他にも通常であれば、痛みを抑える反応が起きる時に、さらに痛みの神経が興奮して、普通よりも痛みが強くなったり長引いたりするのです。

最近になってこのような痛みの神経の暴走したような状態は、痛みの神経に炎症が起こっているためであることが分かってきました。これに関与していると考えられているのがミクログリアです。この病気では脳の痛みに関係する部位でミクログリアが活性化していることが分かっており、症状と関係すると考えられています。

ストレスを減らしたり、有酸素運動を行ったり、痛みのある筋肉を優しくストレッチしたり、深呼吸や瞑想を取り入れたり、体を温めたり、しっかり睡眠をとったりすることで痛みが和らぎやすくなるとされています。この病気がもたらす痛みによって、ますますストレスが増えるという悪循環をきたすことがあるので、ストレス緩和のためにカウンセリングもお勧めです。

⑥動脈硬化

動脈硬化は血管の壁が硬くなって弾力性が失われた状態のことを言います。動脈硬化になると血管の内側の壁にドロドロした物質（プラーク）がくっついたり、血の塊ができたりして血管が詰まりやすくなります。その結果、例えば心臓の血管に動脈硬化が起きると狭心症や心筋梗塞を、脳の血管に動脈硬化が起きると脳梗塞や脳出血をきたしやすくなります。

高血圧や糖尿病、高脂血症、喫煙の習慣などがあると血管に炎症を起こし、動脈硬化につながることが分かっています。このメカニズムには、マクロファージをはじめとしたさまざまな免疫システムが関係しています。

動脈硬化を予防するには、動物性脂肪を控え野菜を多く摂ること、適度な運動、禁煙などが有効とされています。納豆に含まれるナットウキナーゼは血栓そのものを溶かす効果があり、動脈硬化を予防してくれます。ただし、ワーファリンを服用している人は納豆に含まれるビタミンKがワーファリンの効果を弱めてしまうので、納豆は食べないようにしてください。

お酢類や梅干しなどに含まれているクエン酸は、血小板が必要以上に集まって血が固まるのを防ぐことで動脈硬化を予防してくれます。また、青魚に含まれるＤＨＡには血管の弾力性を高める効果が、ＥＰＡには血栓を作りにくくする効果が、赤ワインやブドウなどに含まれるポリフェノールにはコレステロールの酸化を防ぐ効果が、ニンジンやブロッコリーに含まれるβカロテンやトマトに含まれるリコペンには抗酸化作用があり、動脈硬化を防いでくれます。

またキウイやイチゴなどに含まれるビタミンCと、カボチャやアスパラガス、春菊に含まれるビタミンEをいっしょにとることで、強力な抗酸化作用を発揮します。それ以外にも、昆布やワカメに含まれるアスパラギン酸にはコレステロールの吸収を妨げる作用が、タマネギに多く含まれるケルセチンには脂質類の吸収を妨げる作用があります。食事のバランスが取れる範囲内で試してみてもいいかもしれません。

⑦ 気象病

気象病は、気候や天気の変化が原因で起こる体の不調の総称です。頭痛やめまい、疲労感、関節痛、気分の落ち込み、吐き気、喘息など様々な症状が出るのが特徴です。「雨が降りそうになると頭が痛くなる」「梅雨の時期になると古傷が痛む」と言ったものがそうです。

気象病の主な原因は気圧の変化で、内耳が関係しています。それ以外にも気象の変化によって自律神経が乱れて体調が悪くなったり、免疫系にも影響を及ぼし持病が悪化したりするのです。

具体的には、春と秋は気温とともに気圧が大きく変化するのですが、春は交感神経優位から副交感神経優位へ体調が変化し、秋は副交感神経優位から交感神経優位へと体調を変えていきます。

また、慢性関節リウマチの人は気圧が低くなる春には、リンパ球優位となり痛みが強くなります。また、冬になると風邪を引く人が増えるのはウイルスが飛散しやすいだけでなく、リンパ球が少なくなるためだと考えられています。

対策としては、自律神経を整えることが大切です。そのためにバランスのとれた食事をする、少し汗をかくような適度な運動をする、しっかりと睡眠をとるということを心がけましょう。

天気予報を活用し、症状を予測して備えることで、むやみに不安になることが少なくなり、あらかじめしっかり休むなど体調変化への心構えができるかもしれません。

また、マッサージで耳周りの血流を良くすることもお勧めです。血流が悪いと内耳のリンパ液も一緒に滞り、めまいや頭痛などの症状を引き起こします。具体的には、耳を軽くつまみ、上・下・横に5秒ずつ引っ張ります。そのまま軽く引っ張りながら後ろに向かってゆっくりと5回ずつまわします。次に耳を包み込むように折り曲げ5秒キープします。最後に耳全体を掌で覆って、ゆっくりと円を描くように後ろに向かって5回まわします。朝・昼・晩の1日3回行なうようにしてください。

⑧うつ病

うつ病と免疫は何の関係もないように思うかもしれませんが、最近になってストレスがある時にうつ状態になるメカニズムに、自然免疫による脳の炎症が関係しているのではないかということが報告されています。

うつ病の動物モデルを用いた実験で、ストレスによって脳の内側前頭前皮質で免疫細胞であるミクログリアが活性化することが分かりました。その結果、内側前頭前皮質の神経細胞の応答が減り、同部位の萎縮をきたしたのです。内側前頭前皮質は「自分について考える」「他者の気持ちを推し量る」「道徳について考える」「刺激と報酬のつながりを学習する」など、様々な情報処理と関係しています。そこの機能が落ちることで、うつ状態のような行動をとるようになったと考えられたのです。

うつ病を予防するためにはストレス軽減を図ることが重要なのは言うまでもありません。まじめな人は無理する傾向があるので要注意です。その時に嫌なことやストレスを書き出すというのも一つの手です。新たな視点が持てるかもしれません。また、落ち込んでいると良いところに目がいきにくくなってしまうので、その日あった良いことを三つ書き出すということをやってみてもいいかもしれません。そして、不安があったり体調が悪かったりした場合には、人に相談するようにしましょう。それ以外にも適度な運動をする、太陽の光を浴びるというのも効果的です。

これからの時代の病院との上手な付き合い方

新型コロナウイルス感染症の拡大によって、簡単には病院にはかかれない時代が来ました。これからの時代、自分の健康は自分たちで守っていく必要があります。そのための最大のポイントは免疫力を上げることです。

稀に病院や薬を悪者扱いする人もいますが、いくら自力で免疫力を上げたからといって病院にかかる必要がなくなったり、薬が全く必要なくなったりするのかと言えばそうではありません。特に今まで内服していた薬をやめることに関しては、リスクを伴います。体質改善は一朝一夕にはいかないものです。免疫力アップによって体調維持を図り、主治医と相談しながら内服や通院頻度の見直しを行なうのがよいでしょう。

ちなみに、心身に何か気になる症状が新たに出た時はどうしたらよいのでしょうか。病院にかかるメリットは、自分の体の状況を客観的に知ることができること、速やかな症状改善が期待できるため、緊急性のある状況に対応できることにあります。

そもそも心身に不調をきたすようになったということは、免疫力が落ちているということです。その状態から免疫力を改善させ、今ある不調に対応できるようにするためには時間がかかります。自分の体が緊急事態の時に悠長に免疫力が上がるのを待っている暇はありません。

特に、今まで経験したことのない激しい痛みがある、息が苦しい、意識がもうろうとする、急に手足が動かなくなった、突然ろれつが回らなくなった、言葉が出なくなった、食事や水分が摂れない、血を吐いた、けがをしたなどの場合は、緊急性があります。至急病院で受診しましょう。


では、心身に不調はあるけれども緊急性がなさそうな場合はどうしたらよいでしょうか。自身の不調の原因が分からず、様子を見ていても症状が改善しない場合には、一度は病院で受診することをお勧めします。今の症状がなぜ起こってきているのか原因が分からないままだと不安ばかりが募って、ストレスが増えてしまいます。こういう状況では、かえって免疫力を落としかねません。まずは受診をして原因をはっきりさせましょう。

いろいろ検査はしたけれど原因が分からないままで不安だという方も中にはいるかもし

れません。ですが、別の見方をすれば、その状況は少なくとも病院で急いで対処しなければいけない状況ではなかったということです。別の病院で確認をとることも時には必要かもしれませんが、原因追究に労力をかけるよりも、免疫力を上げることに力を注いだ方が得られるものは大きいかもしれません。

とは言っても心身に不調がある状態というのは、本人にとってストレスです。いくら緊急性がないからと言って心身の不調を抱えたままでは、免疫力を上げるのは難しいかもしれません。そもそもストレスは免疫力にとっては大敵です。それだけでなく、体が辛い状態では新しく何かを始めるのも大変でしょう。時には薬で一時的にでも今ある症状を取り除きながら免疫力向上に努めることも必要かもしれません。

では、自覚症状はなく、検査値だけが悪い場合というのはどうでしょう。検査値が悪いということは何らかの原因があるはずです。

血圧の薬を飲み始めるとやめられなくなるから飲みたくない、という方が時々いらっしゃいます。確かに、少し血圧が高いくらいであれば、減量したり、食生活を変えたり、適度な運動を習慣づけたり、規則正しい生活をしたりすることで正常化することはあります。しかし中には、生活習慣は変えられないけれど薬も飲みたくないという人がいます。

これは、大病を予防できる機会をみすみす逃しているようなものです。また、いくら自覚症状がなくても血圧の数値によって緊急性がある場合もあります。主治医の指示に従いつつ、体質改善に努めるのがよいでしょう。

いずれにしても、病院での治療というのはあくまで症状を取り除くための対症療法であり、病気になる原因を治しているわけではありません。たとえ手術でガンを完全に取り除いたとしても、ガンを発症させることになった原因にはアプローチしていないわけです。自分の今の状況がどうあれ、より健康に過ごしたいのであれば、免疫力を上げ、病気の根本を断つ必要があります。

最後に

いったん少しは落ち着いたかに思えた新型コロナウイルス感染症も変異株の発現も伴い、まだまだ予断を許さない状況が続いています。このような新型コロナウイルス感染症の拡大によって、日本の医療崩壊は誰もが差し迫ったものと感じているでしょう。

しかし、これはもともと日本が抱えていた問題が表面化したに過ぎません。今回の問題が終息したところで、もともとあった高齢化社会に伴う日本医療制度の限界は差し迫ってきているのです。いずれにしても気軽に病院にかかっていた時代は終焉を迎えたとも言えるでしょう。

これからの時代、日本の医療崩壊を防ぐには、一人ひとりが自分の心身に責任を持つ必要があります。病院をうまく利用しつつ、免疫力を上げることがカギとなってくるでしょう。

あとがき

２０２０年初めに端を発したコロナ騒動は、１年以上経過した今もなお私たちの生活を脅かしています。今回の騒動で一気に医療崩壊が身近なものとして感じられるようになり、注目が集まるようになりました。実際に最前線の医療現場で働いている人たちの話からも、この騒動以降の大変さというのは筆舌に尽くしがたいものがあります。

とは言え、この出来事にポジティブな側面が全くないのかと言われると、そうではないと思います。経済活動がストップしたことによる地球環境の改善がその一例でしょう。日本の医療面に関してみても、医療機関に頼り切るのではなく、自分の健康を自身で守るという意識が高まってきたように思います。

その一方、現代は情報化社会の時代で、健康に過ごすための情報があふれています。自身の健康に対する意識が高まってきたことで情報に振り回され、「結局、何をしたらよいのか分からない」と混乱している人もいるのではないでしょうか。

それぞれを見るとどれも効果があることが実証されているようですが、それらの情報の中で何が一番、健康に良いのかということを考えた時、私が今まで出会った高齢になっても元気で生き生きと過ごしている人たちにその答えがあるのではないかと思いました。

本書は、彼ら彼女らの生き方を参考に、免疫力とストレスという観点から健康に過ごす方法について書きました。一人でも多くの人が自分らしく健康で過ごせる助けになることを願っております。

最後に、執筆に際しアドバイスをいただきました谷孝祐氏、松村憲氏を初め、ご協力いただきました全ての方に感謝いたします。また出版に関してご尽力いただきました、株式会社Jディスカヴァーの城村典子氏、株式会社みらいパブリッシングの道倉重寿氏、近藤美陽氏にも、この場を借りて御礼申し上げます。

2021年5月
木ノ本景子

参考文献

1. Marco Hafner et. al. Why sleep matters – the economic costs of insufficient sleep A cross-country comparative analysis 2016 RAND Corporation

2. 全国ストップ・ザ・ロコモ協議会　林承弘監修　子どもロコモ読本　2019　久光製薬株式会社

3. 令和元年度厚生労働行政推進調査事業費補助金アレルギー疾患対策に必要とされる大規模疫学調査に関する研究による「日本のアレルギー疾患はどう変わりつつあるのか」2020 年 3 月

4. 永田頌史　ストレスによる免疫能の変化と脳・免疫連関　産業医科大学雑誌 1993; 15(2): 161-171

5. Anna Philips et. al. Bereavement reduces neutrophil oxidative burst only in older adults: role of the HPA axis and immunesenescence. Immunity & Ageing volume 11, Article number: 13 (2014)

6. 厚生労働省版ストレスチェック実施プログラム https://stresscheck.mhlw.go.jp/material.html

7. Shelina Ajit Assomull Fear of failure holding Singapore back: Study The Straits Times Nov.8 (2017)

8. Timothy J Schoenfeld et. al. Physical exercise prevents stress-induced activation of granule neurons and enhances local inhibitory mechanisms in the dentate gyrus J. Neurosci. 2013 May 1;33(18):7770-7. doi:10.1523/JNEUROSCI. 5352-12. 2013

9. 鈴木克彦　運動と免疫　日本補完代替医療学会誌 2004 Feb. No1(1):31-40

10. Sense up work デイリー版　https://www.youtube.com/watch?v=CKZGCehp_Iw

11. Y. Motomura et. al. Sleep debt elicit negative emotional reaction through diminished amygdala-anteriot cingulate functional connectivity. 2013 Feb. https://doi.org/10.1371/journal.pone.0056578

12. Firdaus S Dhabfar et. al. High-anxious individuals show increased chronic stress burden, decreased protective immunity, and increased cancer of scuamous cell carcinoma.　2012 Apr. ; 7(4) : e33069.　doi:10.1371/journal.pone.0033069. Epub 2012 Apr .25.

13. A. Kamiyama et.al. Genetic manipulation of autonomic never fire innervation and activity and its effect onbreast cacer progression. 2019 July ; 22, 1289-1306. Nature neuroscience

■著者紹介

木ノ本景子（きのもと・けいこ）

医学博士、ヘテロクリニック院長

神経内科専門医、内科認定医、認定産業医、医学博士、サプリメントアドバイザー、感情カウンセラー協会認定感情カウンセラー、リズ・ブルボー「〈からだ〉の声を聞きなさいスクール」プロカウンセリングコース修了。

平成5年、福井医科大学（現・福井大学）医学部卒業。

神経内科医として16年間、大学病院、急性期病院、回復期病棟で脳梗塞や神経難病などの診療に従事。現代医療の重要性を実感しつつも、治療法のない病気や病気になっても生活態度を変えられない人たちに出会う中で、現代医療の限界も感じ、代替医療についても勉強を始める。その後、6年間の在宅医療を通して、ほとんど病院にもかからず90歳を超えても元気で過ごしている人の共通点に、自分の本音に沿って生きていることがあることに気付く。

自分の本音に沿って生きている人はストレスが少なく、自分自身を制限していないため、周りの人にも寛容で、家族（人間）関係も良好であることが多い。一方、周囲に合わせる生活の中で自分の本音が分からなくなっている人が多いことに気付く。

2018年5月、より健康に生きる人たちをサポートするために、鎌倉に自由診療の「ヘテロクリニック」を開設。免疫力向上、癌撲滅、認知症予防といった独自の外来を確立し、本当の健康であるウェルネス状態を目指す人の支持を集めている。

クスリに頼《たよ》らない　免疫力向上計画《めんえきりょくこうじょうけいかく》

90歳《さい》まで病気《びょうき》知《し》らず！　元気《げんき》の秘密《ひみつ》はわがまま生活《せいかつ》

2021年5月31日　初版第1刷

著　者　木ノ本景子

発行人　松崎義行

発　行　みらいパブリッシング

〒166-0003 東京都杉並区高円寺南4-26-12 福丸ビル6F
TEL 03-5913-8611　FAX 03-5913-8011
https://miraipub.jp　MAIL info@miraipub.jp

企画協力　Jディスカヴァー

編　集　道倉重寿

イラスト　ハシモトジュンコ

ブックデザイン　洪十六

発　売　星雲社（共同出版社・流通責任出版社）

〒112-0005 東京都文京区水道1-3-30
TEL 03-3868-3275　FAX 03-3868-6588

印刷・製本　株式会社上野印刷所

©Keiko Kinomoto 2021 Printed in Japan
ISBN978-4-434-28912-5 C0047